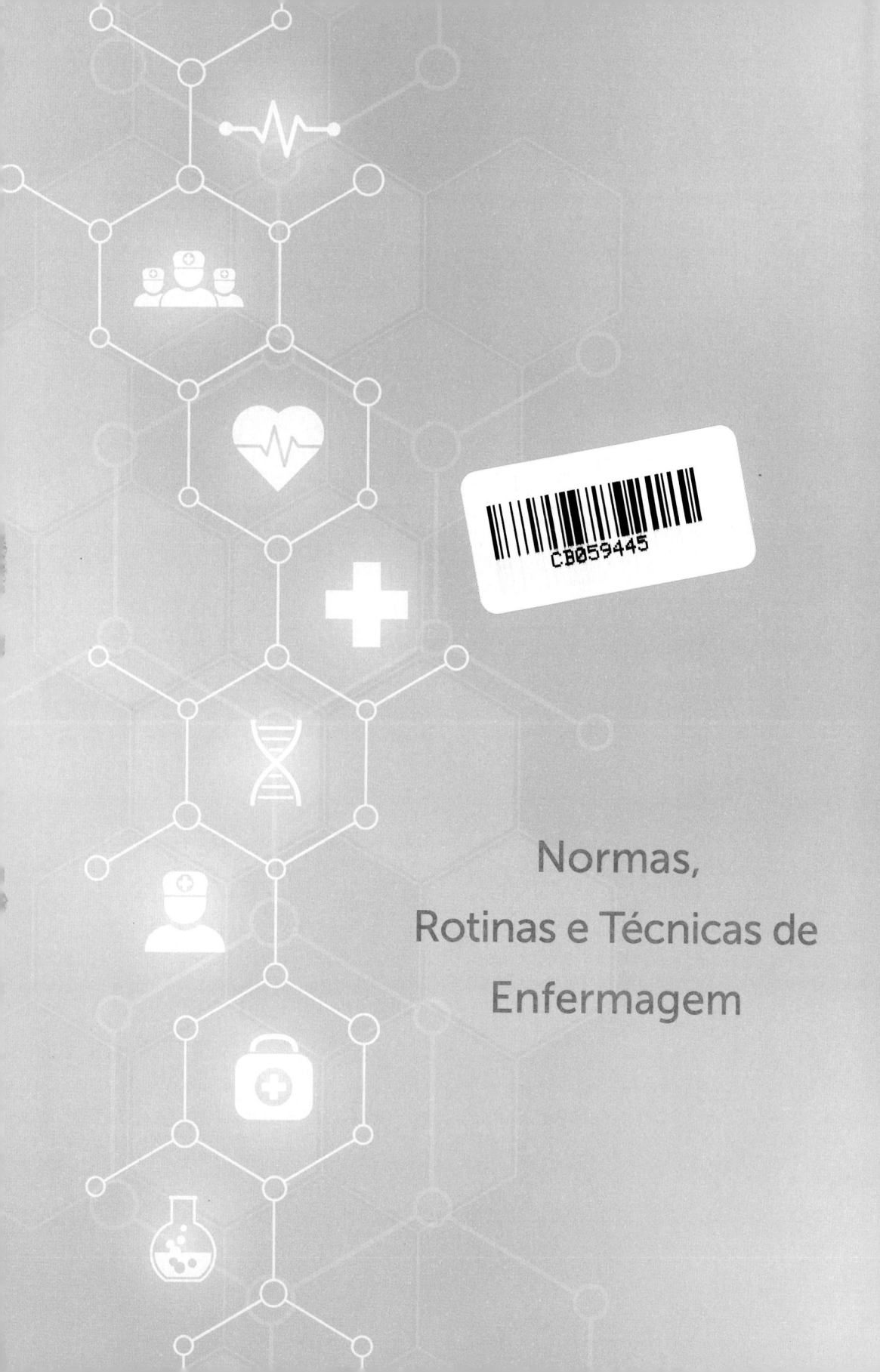

Normas, Rotinas e Técnicas de Enfermagem

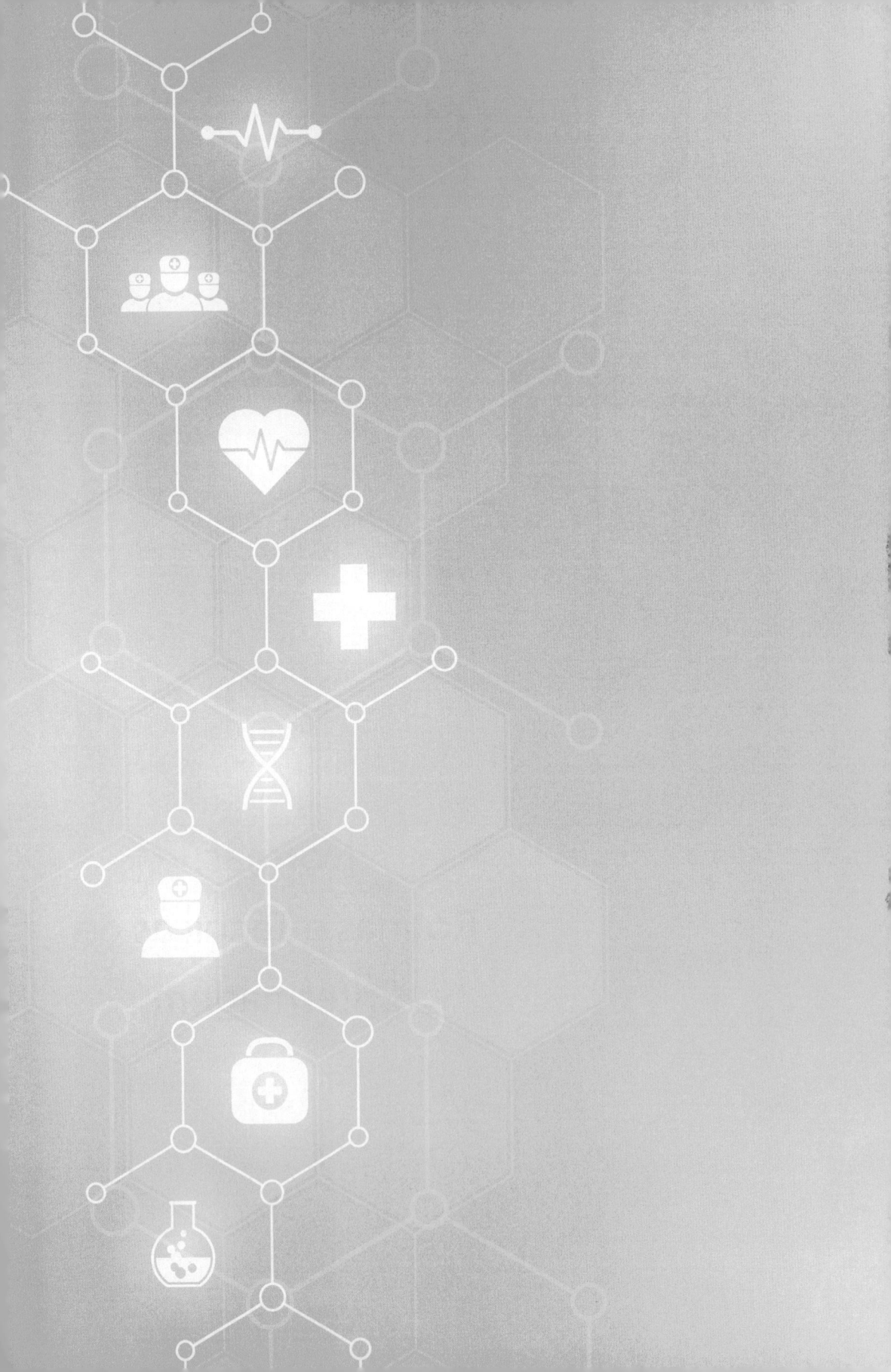

Ana Letícia Carnevalli Motta

Normas, Rotinas e Técnicas de Enfermagem

7ª edição

São Paulo
2020

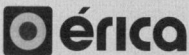

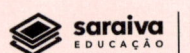

Av. Dra. Ruth Cardoso, 7221, 1º Andar, Setor B
Pinheiros – São Paulo – SP – CEP: 05425-902

SAC — Dúvidas referentes a conteúdo editorial, material de apoio e reclamações:
sac.sets@somoseducacao.com.br

Direção executiva	Flávia Alves Bravin
Direção editorial	Renata Pascual Müller
Gerência editorial	Rita de Cássia S. Puoço
Editora de aquisições	Rosana Ap. Alves dos Santos
Editoras	Paula Hercy Cardoso Craveiro
	Silvia Campos Ferreira
Produtor editorial	Laudemir Marinho dos Santos
Serviços editoriais	Kelli Priscila Pinto
	Marília Cordeiro
Preparação	Julia Pinheiro
Revisão	Gilda Barros Cardoso
Projeto gráfico e diagramação	Ione Franco
Ilustrações	Carlos Alberto de Sousa
Figura de post-it	MahirAtes/Getty Images
Impressão e acabamento	Vox Gráfica

DADOS INTERNACIONAIS DE CATALOGAÇÃO NA PUBLICAÇÃO (CIP)
ANGÉLICA ILACQUA CRB-8/7057

Motta, Ana Letícia Carnevalli
  Normas, rotinas e técnicas de enfermagem / Ana Letícia Carnevalli Motta, Renata Pinto Ribeiro Miranda. – 7. ed. – São Paulo: Érica, 2020.
  216 p.

  Bibliografia
  ISBN 978-85-365-3215-8

  1. Enfermagem – Técnica 2. Serviços de enfermagem – Administração 3. Saúde 4. Enfermagem do trabalho 5. Serviços de saúde I. Título II. Miranda, Renata Pinto Ribeiro.

19-2739
CDD-610.73
CDU-616.083

Índices para catálogo sistemático:
1. Enfermagem - Técnicas

Copyright © Ana Letícia Carnevalli Motta
2020 Saraiva Educação
Todos os direitos reservados.

7ª edição
2020

Nenhuma parte desta publicação poderá ser reproduzida por qualquer meio ou forma sem a prévia autorização da Saraiva Educação. A violação dos direitos autorais é crime estabelecido na Lei n. 9.610/98 e punido pelo art. 184 do Código Penal.

| CO | 12135 | CL | 642507 | CAE | 719257 |

Dedicatória

Dedico este livro a todos os profissionais de Enfermagem que, ao longo de anos, usufruíram dos conceitos apresentados nesta obra em prol de melhorias assistenciais, com preocupação e zelo por seus clientes, e aos demais, que me incentivam com uma palavra ou um sorriso largo a me manter nesta jornada desafiadora e dinâmica, atuando ininterruptamente como enfermeira.

À toda minha família, em especial ao meu companheiro Frederico, pessoa ímpar pela bondade e pela humanidade, sempre ao meu lado, incansável ao me impulsionar na superação de meus limites.

À Beatriz e à Sofia, filhas amadas para as quais tenho a missão de semear em seus corações e suas mentes a importância da conquista da liberdade por meio da busca infinita do conhecimento.

> A sabedoria é resplandecente e não murcha; mostra-se facilmente àqueles que a amam e se deixa encontrar pelos que a procuram.
>
> Sb 6, 12

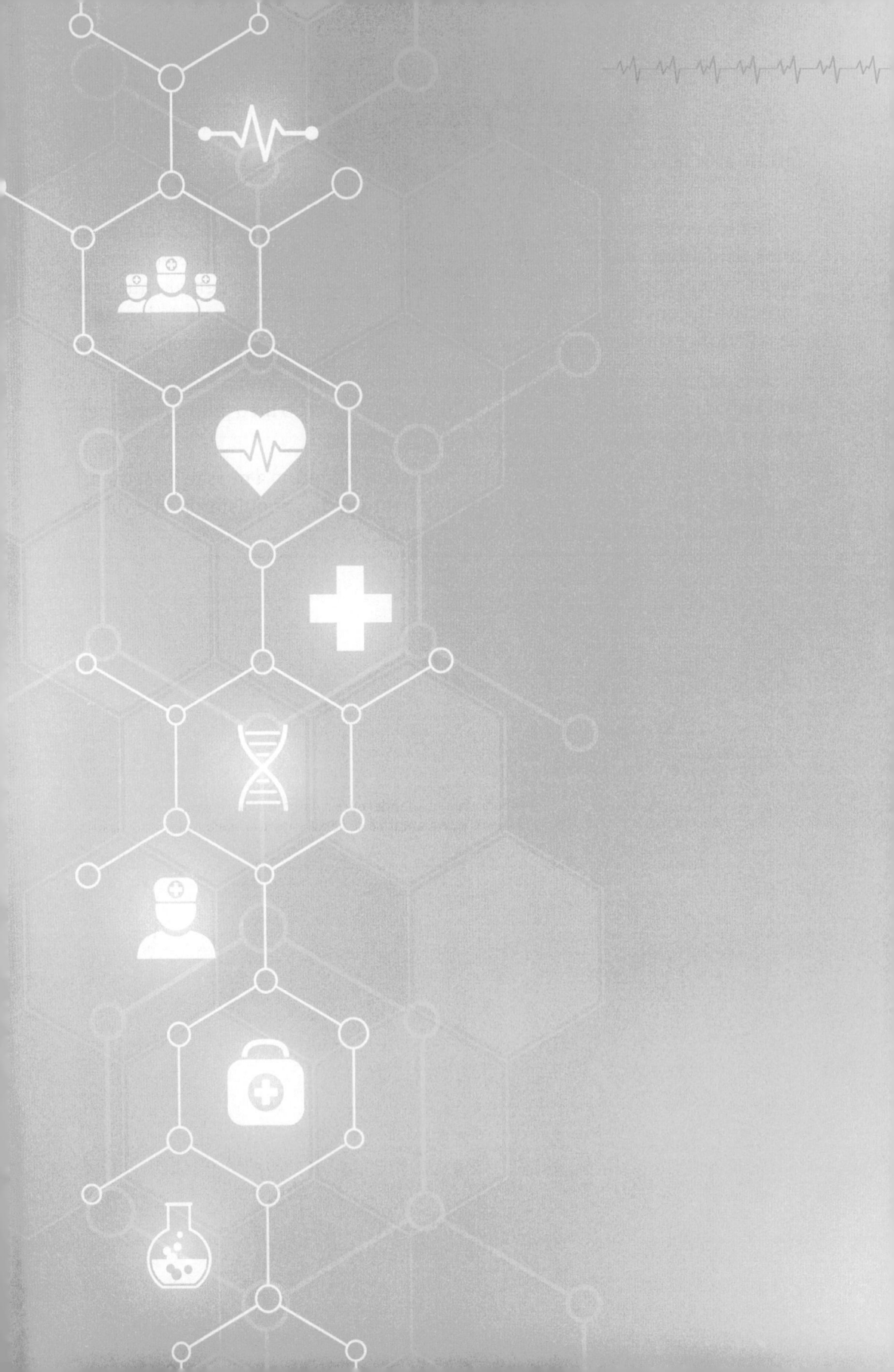

Agradecimentos

A todos os enfermeiros, técnicos e auxiliares de Enfermagem, que permanecem ou passaram por minha vida nesta trajetória para a construção de minha história e para a construção de minha identidade profissional. Agradeço pela confiança e pelo respeito.

Aos clientes que, em seu momento de maior vulnerabilidade, fragilidade e sofrimento, entregaram e confiaram suas vidas em nossas mãos. A nossa responsabilidade é gigante!

À Rosana Aparecida Alves dos Santos, da Editora Érica, pela confiança, pelo apoio e pela orientação na construção e reconstrução constantes deste trabalho.

> Não devemos permitir
> que alguém saia da nossa presença
> sem se sentir melhor e mais feliz.
> *Madre Tereza de Calcutá*

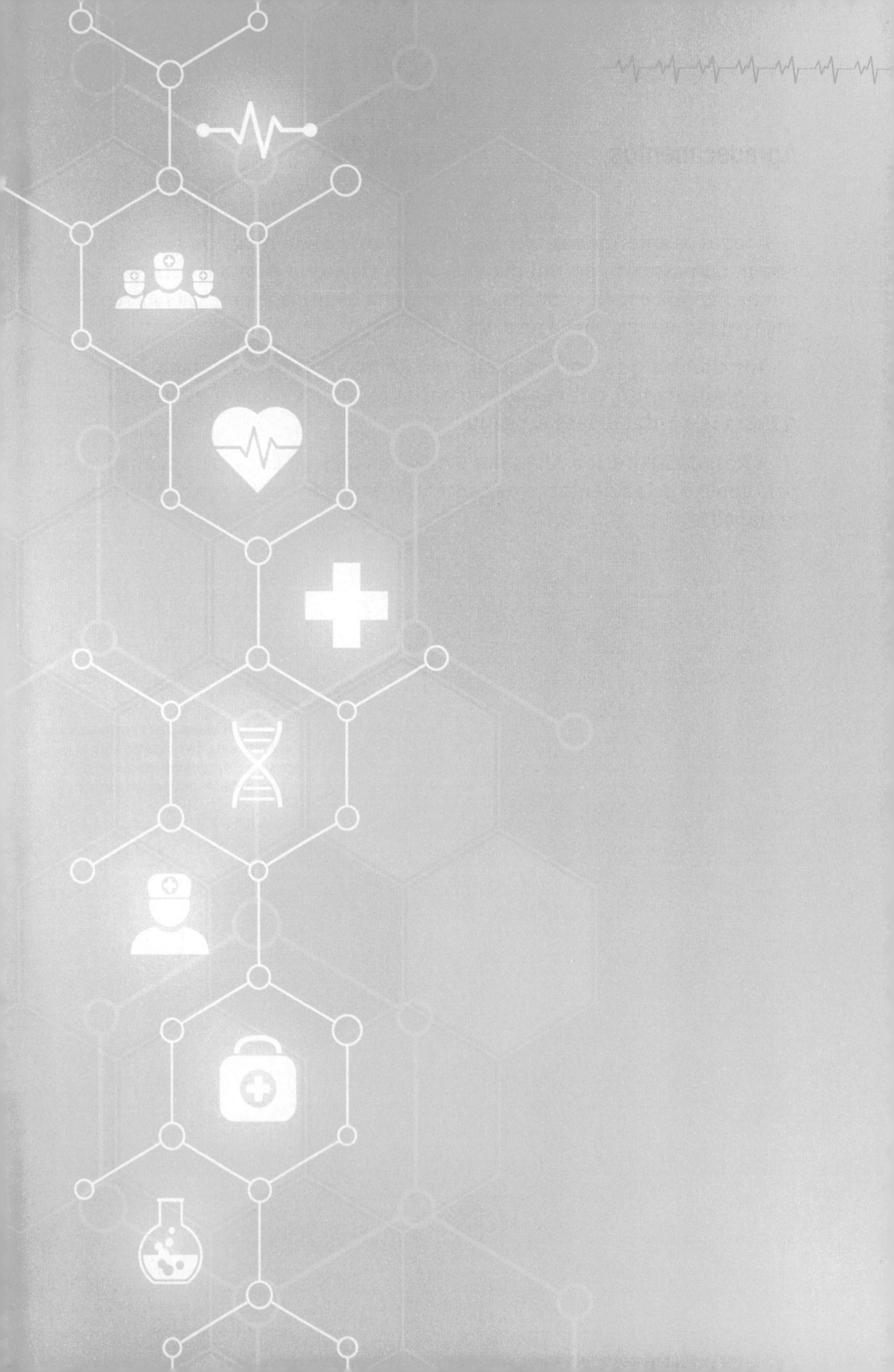

Sobre a Autora

Ana Letícia Carnevalli Motta é graduada pela Escola de Enfermagem Wenceslau Brás, em Itajubá-MG (1994). Fez residência em Enfermagem Cardiovascular pelo Instituto Dante Pazzanese de Cardiologia de São Paulo (1996-1998). É especialista em Auditoria de Enfermagem em Sistemas de Saúde pela Universidade Unimed de Belo Horizonte (2000-2002) e em Gestão de Negócios em Saúde pela mesma instituição (2010-2012). É mestre na Linha de Gestão de Serviços de Saúde pelo Programa de Pós-Graduação em Enfermagem da Universidade Federal de Alfenas-MG (Unifal). Cursou como aluna especial no Doutorado – Programa Interunidades na Universidade Federal de São Paulo (USP).

Atuou de 1994 a 2008 como enfermeira nas áreas assistenciais e administrativas de hospitais da cidade de São Paulo e no interior, nas especialidades: pronto atendimento adulto-infantil, cardiologia clínica, cardiologia cirúrgica e intervencionista, unidade de Terapia Intensiva geral e coronariana, home care, e programas de educação continuada, permanente e qualidade. Atuou com ênfase em auditoria em hospitais e operadoras de planos de saúde. Transferiu-se para Minas Gerais em novembro de 2008, atuando até a data presente na área hospitalar e acadêmica, com publicações científicas em periódicos.

Desde 2003, é autora dos livros *Auditoria de Enfermagem nos Hospitais e Operadoras de Planos de Saúde, Auditoria de Enfermagem no Processo de Credenciamento, Auditoria Médica no Sistema Privado – Abordagem Prática para Organizações de Saúde e Manuseio e Administração de Medicamentos – Técnicas e Cálculos e Assistência de Enfermagem em Cardiologia*, publicados pela Editora Érica.

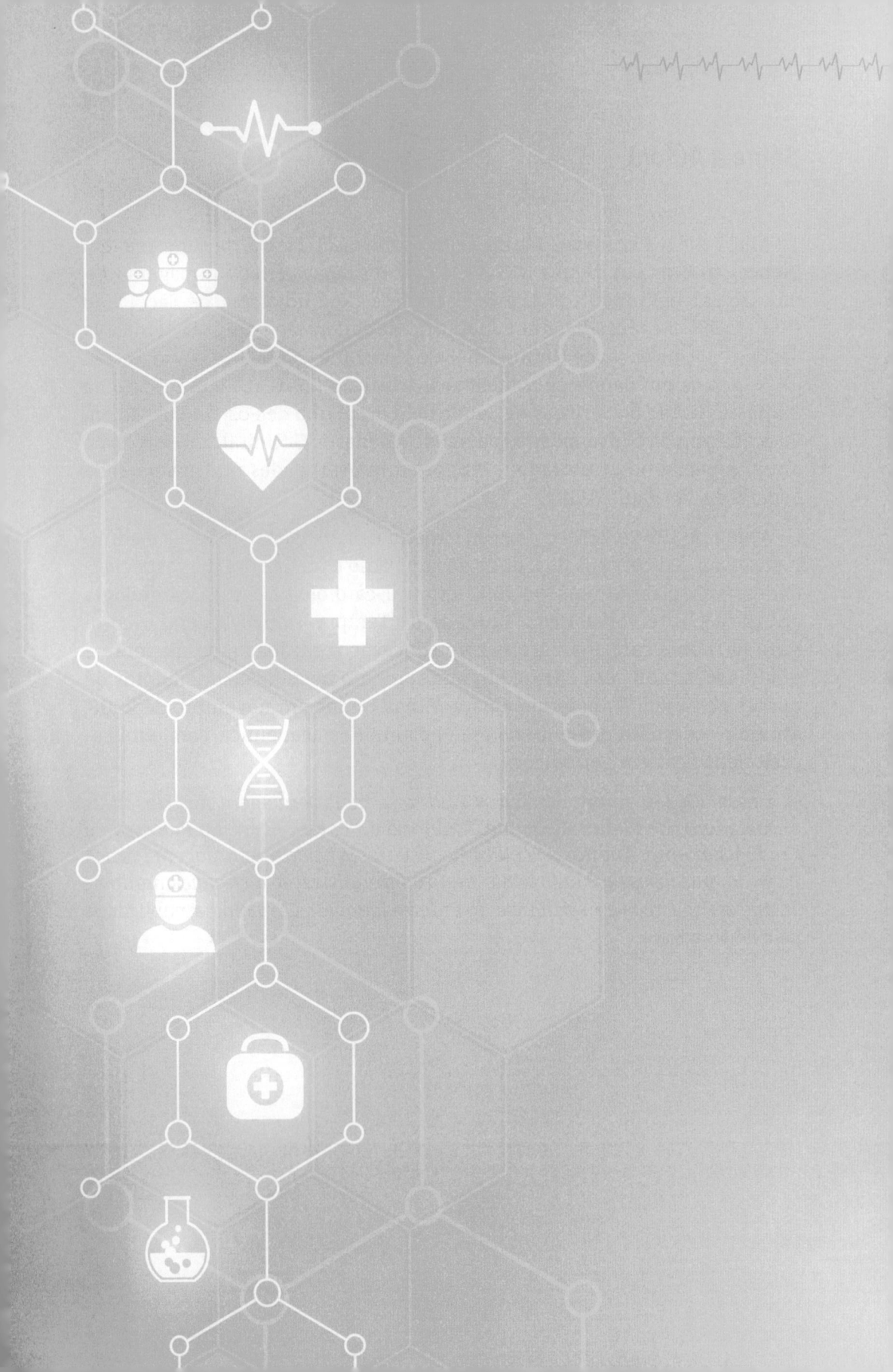

Sumário

Parte 1
Fundamentos 19

Capítulo 1
Sistematização da Assistência de Enfermagem 21

    1.1   Histórico 22
    1.2   Diagnóstico 23
    1.3   Plano assistencial 24
    1.4   Prescrição 24
    1.5   Evolução 25
    1.6   Prognóstico 25
    1.7   Atividades administrativas 25

Capítulo 2
Regimento do Serviço de Enfermagem 29

Capítulo 3
Funções da Enfermagem 39

Capítulo 4
Normas de Enfermagem 43

Capítulo 5
Estrutura Organizacional Hospitalar 49

    5.1   Conceituações 51
    5.2   Direitos do cliente 54

Capítulo 6
Anotações e Registros de Enfermagem 55

    6.1   Anotações de enfermagem 55
    6.2   Registros de enfermagem 64

Capítulo 7
Rotinas de Enfermagem 65

7.1 Rotinas das unidades de internação 66
7.2 Procedimento Operacional Padrão 84

Parte 2
Procedimentos 89

Capítulo 8
Técnicas de Enfermagem 91

8.1 Precauções 93
8.2 Técnica de lavagem das mãos 96
8.3 Técnica para calçar luvas estéreis entalcadas 97
8.4 Técnica de organização do quarto do cliente 99
8.5 Técnica de mudança de decúbito 105

Capítulo 9
Técnica para Verificação de Sinais Vitais 111

9.1 Temperatura 111
9.2 Febre 112
9.3 Pulso 116
9.4 Respiração 118
9.5 Pressão arterial 120

Capítulo 10
Técnicas de Higiene 123

10.1 Higiene oral – clientes dependentes da enfermagem 123
10.2 Higiene íntima – feminina e masculina 124
10.3 Banho no leito 125
10.4 Tricotomia 127
10.5 Higiene ocular 127
10.6 Lavagem intestinal 128
10.7 Cuidados com o corpo após a morte 129

Capítulo 11
Técnicas de Sondagem 131

Capítulo 12
Técnicas para Incontinência Urinária 139

Capítulo 13
Técnicas para Coleta de Material Clínico para Exames Laboratoriais 143

Capítulo 14
Técnicas de Alguns Procedimentos 151

Capítulo 15
Técnicas de Curativos 171

    15.1 Tipos de curativos 172

        15.1.1 Curativos convencionais 172

        15.1.2 Curativos com hidrogel 172

        15.1.3 Curativos com hidrocoloides 173

        15.1.4 Curativos com polímeros 173

        15.1.5 Curativos compressivos 173

        15.1.6 Curativos bioativos 174

        15.1.7 Curativos à base de alginatos 174

        15.1.8 Curativos debridantes enzimáticos 174

        15.1.9 Curativos bactericidas e desodorantes 175

    15.2 Preparo de pacote de curativo 176

    15.3 Técnica convencional de curativo 176

    15.4 Técnica de curativo com dreno 178

    15.5 Úlceras de extremidades inferiores 178

        15.5.1 Úlcera venosa 179

        15.5.2 Úlcera arterial 181

        15.5.3 Úlcera neuropática 182

        15.5.4 Úlceras de pressão 184

Capítulo 16
Técnicas para Administração de Medicamentos 187

    16.1   Conceito 187

    16.2   Legislação 189

        16.2.1 Lei nº 8.078/1990 189

        16.2.2 Código de ética dos profissionais de enfermagem 190

    16.3   Cuidados no preparo do medicamento 191

    16.4   Cuidados e vias na administração do medicamento 191

        16.4.1 Via sublingual 192

        16.4.2 Via retal 193

        16.4.3 Via intramuscular 194

        16.4.4 Via intradérmica 198

        16.4.5 Via subcutânea 198

        16.4.6 Via endovenosa 200

Referências Bibliográficas 209

Anexo 213

Prefácio

Este livro aborda regimento, organograma, diversas normas e rotinas, incluindo o conceito de Procedimento Operacional Padrão (POP), com o intuito de sugerir modelos para as instituições hospitalares, lembrando que cada uma deve escrever esses procedimentos de acordo com sua realidade institucional.

Não se pode deixar de mencionar o processo de enfermagem e suas fases, além dos principais pontos do trabalho do enfermeiro assistencial e administrativo.

São descritos os princípios para a realização das técnicas mais frequentes de Enfermagem e precauções padrão. Elas se apresentam em vários níveis de complexidade: lavagem das mãos, colocação de luvas estéreis, organização do quarto do cliente, arrumações do leito (limpeza do leito, mobilização do cliente e posições), verificação de sinais vitais, higiene (oral, íntima, banho), colocação de dispositivos de incontinência urinária, controle de diurese (com e sem sondagem vesical), irrigação vesical, coleta de materiais clínicos para exames (sangue, urina, fezes, hemocultura, glicoteste), sondagens (vesical, gástrica, enteral), administração de medicamentos (legislação, vias, drogas), montagem das caixas de instrumental cirúrgico e anotações de enfermagem.

Quanto às anotações de enfermagem, a sétima edição reforça a importância legal dos registros de enfermagem e a melhor forma de fazê-los dentro das exigências legais. Também são explicados procedimentos como preparo para cardioversão química e elétrica, passagem de cateter venoso central, montagem de pressão venosa central (PVC), toracocentese, drenagem torácica, pericardiocentese e punção intra-arterial.

A primeira edição desta obra surgiu pela constatação de que, embora imersos em um mar de tecnologia e acesso à informação, existiam instituições hospitalares sem manuais de organização dos serviços de enfermagem contendo regimento, organograma, normas e rotinas, não havendo o norteamento dos processos de trabalho sustentados por uma cultura redirecionada para atender os modelos assistenciais contemporâneos.

Hoje, mediante o novo perfil assistencial exigido pelo mercado, que envolve as instituições hospitalares na busca pela qualidade, a organização dos processos de trabalho é imprescindível para assegurar a assistência. Isso se dá pela reorganização e pela reorientação dos profissionais para o trabalho individual e em grupo por meio da gestão de pessoas. Acreditamos haver profissionais e instituições em fase inicial de implantação desses trabalhos e há aquelas que já introduziram esses modelos em seus departamentos, mas que ainda são desconhecidos pelos profissionais envolvidos, o que torna todo o projeto improdutivo e sem resultados.

Por esse motivo, a sétima edição apresenta as mesmas reflexões anteriores sobre os diversos aspectos da organização de um serviço de enfermagem, enfatizando a definição e a relevância da abordagem das questões culturais que determinam e caracterizam esses serviços, bem como a estrutura hospitalar e os direitos do cliente no atendimento, reforçando a importância de normatizar e padronizar o trabalho da equipe de enfermagem em uma linguagem comum a todos.

Que este livro venha elucidar o assunto, transmitir informações e conhecimentos a todos os profissionais que se dedicam a essa área, pois, trabalhando de modo organizado, todos são beneficiados: a equipe de enfermagem, o cliente e a família.

Apresentação

As atividades desenvolvidas pela equipe de enfermagem – enfermeiros, técnicos e auxiliares – exprimem um conjunto de ações administrativas e técnicas que visam qualificar a assistência prestada ao cliente.

A fim de que se obtenham ótimos resultados em todo o processo, que envolve o atendimento realizado pela equipe de enfermagem ao cliente, é necessário que haja um regime de trabalho, normas e rotinas, a fim de agilizar e facilitar o cumprimento das atividades de forma ordenada, além de ser necessária a presença de uma equipe treinada e tecnicamente habilitada.

Este livro foi dividido em duas partes. A primeira enfoca a administração das atividades de enfermagem; a cultura das instituições hospitalares; o processo de enfermagem; e a elaboração de regimento, normas e rotinas hospitalares, com o objetivo de fornecer aos leitores um modelo para os auxiliar na organização das áreas de trabalho nas quais atuam. A segunda parte é composta por um conjunto de técnicas de enfermagem de diversos graus de complexidade, descritas passo a passo, para orientar e esclarecer a equipe em seu trabalho diário. Traz também informações sobre a administração de medicamentos, aspectos técnicos e legais, os tipos de curativos usados atualmente, sugestões para montagem de caixas cirúrgicas e pontos fundamentais a serem observados e anotados pela equipe técnica.

A obra sugere modelos, mas não dita regras; apenas pretende auxiliar a equipe de enfermagem a cada dia, para que reconheça sua importância dentro das instituições hospitalares, desempenhando seu trabalho do melhor modo possível, assegurando a qualidade da assistência prestada ao cliente.

A autora

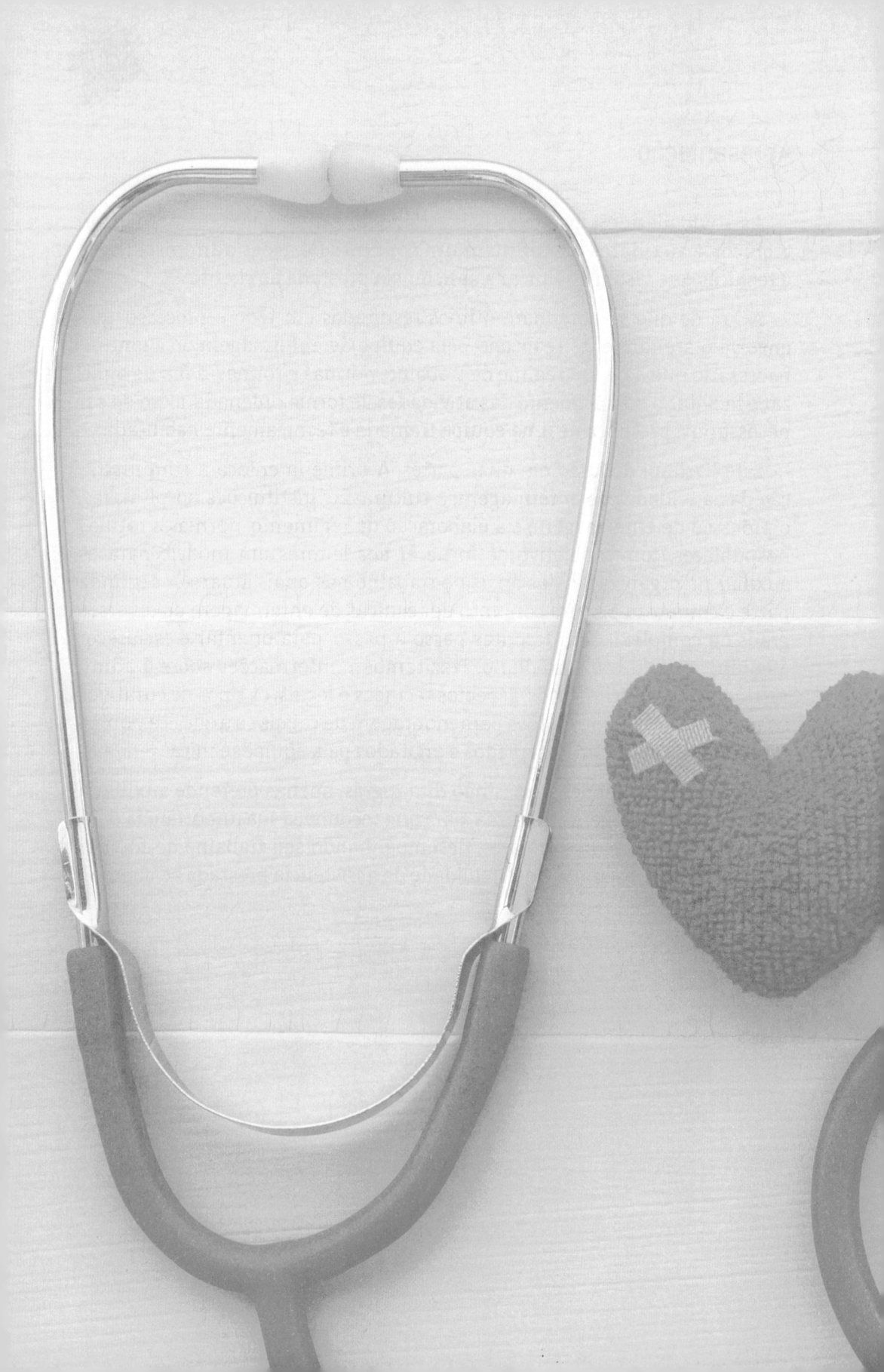

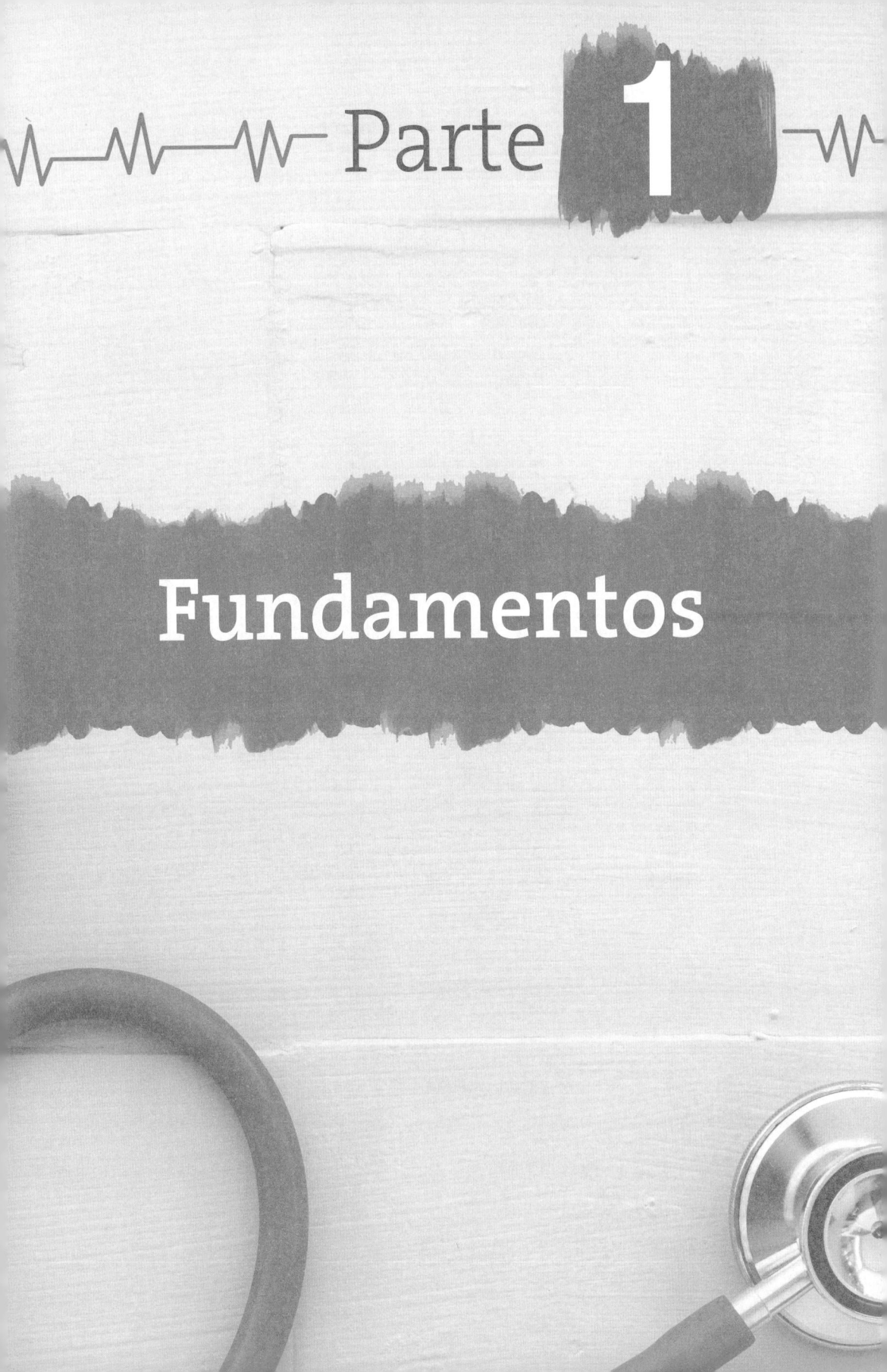

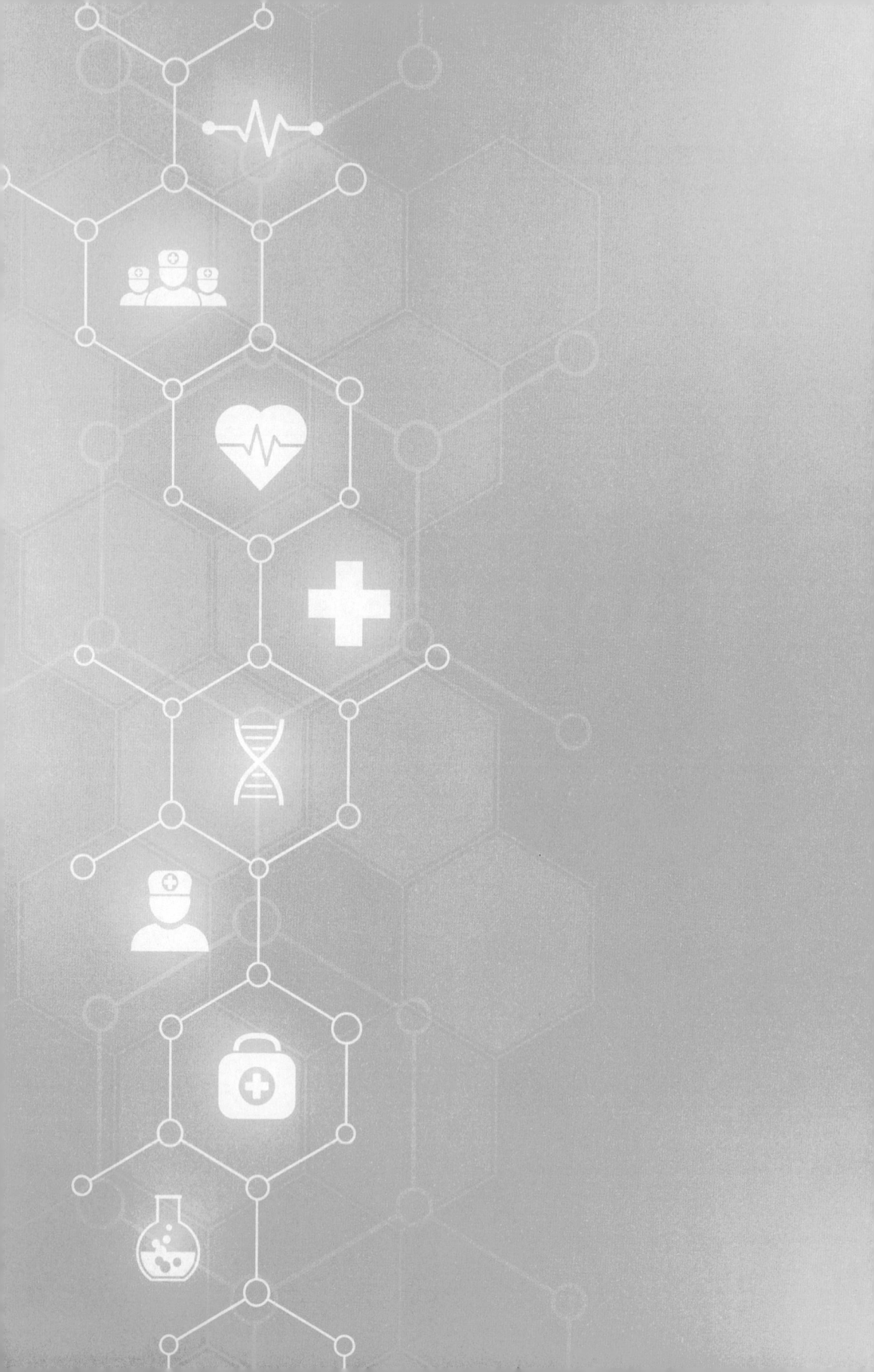

CAPÍTULO 1

Sistematização da Assistência de Enfermagem

Considerações iniciais

Diante de tantas políticas e programas que visam melhorias mais profundas em saúde, neste capítulo, vamos enfatizar o simples e absolutamente necessário ao trabalho da enfermagem: a sistematização da assistência.

É preciso realizar o básico do trabalho de enfermagem, de modo bem-feito, antes de subir outros degraus e, para isso, é preciso repensar, mudar. Mudar é algo que deve ser encorajado. Modelos biomédicos tradicionalistas têm sido transpostos por participação ativa e, ao longo dos anos, vêm desenvolvendo grande capacidade de transformar – basta olhar um pouco para trás para perceber o quanto evoluímos. O aspecto que caracteriza e diferencia hoje a enfermagem, e que faz parte de sua mudança, é a implantação do processo de enfermagem nas instituições hospitalares, sistematizando a assistência prestada. Esse processo surge para melhorar e aprimorar o trabalho da enfermagem e, consequentemente, a assistência ao cliente, mas, para sua implantação, é necessária a mudança cultural dos profissionais envolvidos no trabalho dentro de suas instituições.

Wanda Aguiar Horta[1] descreveu as etapas desse processo e a chamada Teoria das Necessidades Humanas Básicas, que se fundamenta nos conceitos de que o homem é um ser biopsicossocial, parte integrante do universo dinâmico e que vive em um ambiente também dinâmico, que age sobre ele causando mudanças que levam a estados de equilíbrio e desequilíbrio no tempo e espaço. Nesta teoria, a saúde está relacionada ao atendimento das necessidades humanas básicas. Wanda foi a precursora desses conceitos, ditando tendências relacionadas à Sistematização da Assistência de Enfermagem (SAE), sendo as classificações de North American Nursing Association (NANDA), as propostas de intervenção de enfermagem por *Nursing Interventions Classification* (NIC) e o monitoramento de resultados por *Nursing Outcomes Classification* (NOC).

O processo de enfermagem se caracteriza por seis fases, com base em (SOUZA, 1990):

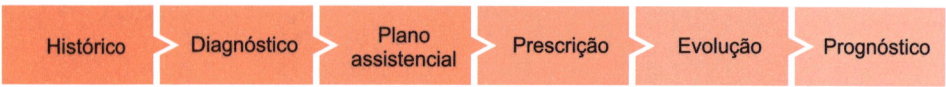

1.1 Histórico

Histórico de enfermagem é o levantamento da história de saúde/doença do cliente. Ele permite que dados relevantes sobre a vida do cliente sejam coletados para traçar suas necessidades enquanto cliente, direcionando o cuidado de enfermagem.

Por meio do histórico é possível conhecer os hábitos do cliente, bem como os aspectos espirituais, psicológicos, sociais e fisiológicos que o caracterizam.

Esse histórico é constituído por entrevista e exame físico. A entrevista possibilita um contato mais próximo entre enfermeiro e cliente. É importante que o enfermeiro tente manter um clima harmonioso e tranquilo, passando segurança ao cliente. Em sua avaliação inicial, o enfermeiro deve observar e considerar cada gesto e palavra, pois, para o cliente, a internação hospitalar é sempre um momento aflitivo.

---

[1] Wanda Aguiar Horta (1926-1981) foi uma enfermeira brasileira, que introduziu os conceitos da enfermagem que são aceitos no Brasil. Seu trabalho foi reconhecido e implantado em todas as instituições de ensino por meio de sua "Teoria das Necessidades Humanas Básicas".

Quanto ao exame físico após a entrevista, o cliente já se sentirá mais à vontade e poderá ser examinado mais adequadamente. O exame físico deve ser realizado em uma sequência que começa pela pele, cabeça e pescoço, tórax e pulmões, mamas, sistema vascular, abdômen, reto, genitália, sistema neurológico e sistema musculoesquelético. O exame físico deve ser realizado com delicadeza e cautela. Por meio do toque das mãos, o cliente sentirá segurança, firmeza ou o contrário.

Devemos considerar que o exame físico geral é extremamente importante, mas é preciso adequar a implantação desse trabalho à nossa realidade diária, ou seja, clientes internados em clínicas especializadas poderão ser examinados de modo geral e de modo mais profundo na área da especialidade diagnóstica.

O ideal é que as instituições, especializadas ou não, tenham seu próprio instrumento para coleta de dados, garantindo que todos os itens pertinentes sejam levantados.

1.2 Diagnóstico

A partir do levantamento de dados e da identificação dos problemas, é possível realizar o diagnóstico de enfermagem, fase do processo que exige raciocínio clínico, conhecimento em diversas áreas da enfermagem e sensibilidade por parte do enfermeiro para definir o que é relevante e fundamental para a definição do plano de cuidados.

O diagnóstico de enfermagem é tema de diversos estudos e discussões. Em 1982, organizou-se a NANDA que, por meio de conferências, propôs uma série de discussões sobre o tema, que vem sendo debatido e analisado em diversos países, inclusive no Brasil, até os dias de hoje.

Esse diagnóstico auxilia para que os enfermeiros busquem mais conhecimentos e aumentem seus conhecimentos científicos, aproxima o cliente da enfermagem, facilita a elaboração dos cuidados de enfermagem e, com isso, melhora a qualidade da assistência de enfermagem e a comunicação entre os profissionais da equipe. Observe a Figura 1.1, que apresenta a linha do tempo da enfermagem.

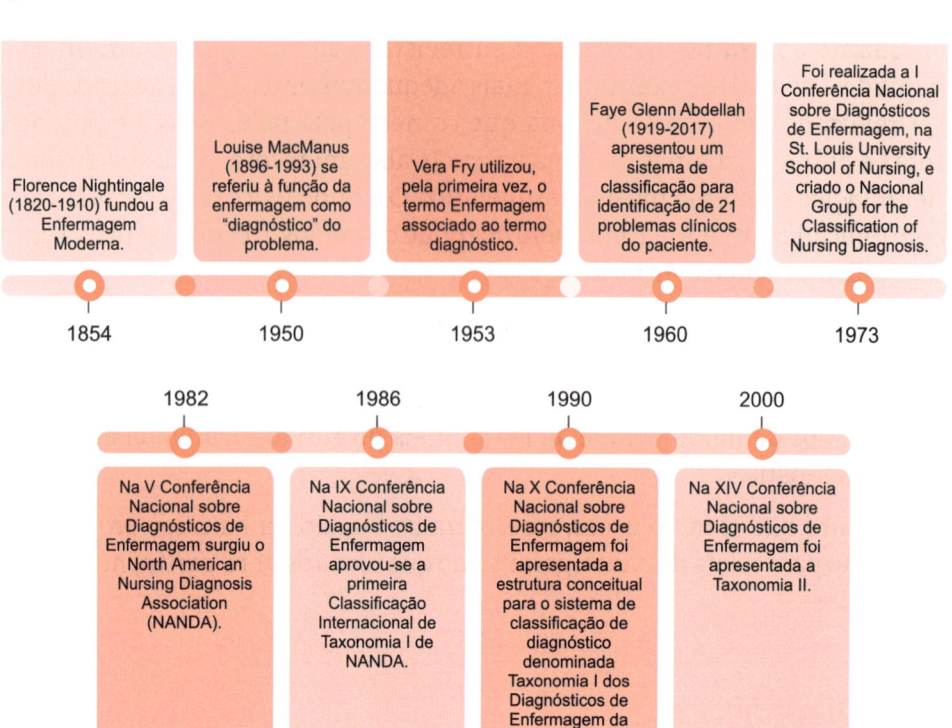

Figura 1.1 Evolução histórica do diagnóstico de enfermagem.

Os temas NIC e NOC são amplamente estudados na enfermagem.

1.3 Plano assistencial

Plano assistencial é o planejamento dos cuidados de enfermagem a serem seguidos após a elaboração do diagnóstico de enfermagem.

Esse plano é feito conforme o grau de dependência do cliente que, de acordo com Wanda Horta, pode ser total ou parcial, ou seja, os clientes que não têm condições de realizar nada por si próprios e os que necessitam de suporte para a realização de algumas atividades.

1.4 Prescrição

Prescrição é a determinação das condutas a serem tomadas diante do diagnóstico do cliente para o direcionamento dos cuidados de enfermagem a serem prestados.

O profissional de enfermagem deve executar as atividades que envolvem o cuidado ao cliente de acordo com a prescrição da enfermagem, que, por meio da determinação do grau de dependência, definirá o papel do profissional de enfermagem no cuidado, ou seja, se fará o cuidado, ajudará no cuidado, orientará o autocuidado, supervisionará ou encaminhará.

1.5 Evolução

Por vezes confundida com anotações de enfermagem, evolução de enfermagem é a avaliação contínua das condições do cliente, desde sua internação até a alta hospitalar, verificando os resultados positivos ou negativos da assistência de enfermagem prestada.

É por meio da evolução diária do cliente que o enfermeiro pode acrescentar diagnósticos de enfermagem ou excluí-los e elaborar novas prescrições de enfermagem, ou modificar as já existentes em benefício do cliente.

1.6 Prognóstico

O prognóstico de enfermagem trata a perspectiva de evolução do cliente e sua resposta às prescrições de enfermagem durante o período de internação.

1.7 Atividades administrativas

Por melhor desempenho que tenham nossos estudantes e por mais estruturadas que sejam as escolas formadoras de profissionais de enfermagem, é no cotidiano profissional que desenvolvemos nossas habilidades técnicas e gerenciais. Após graduados, encontramos situações que colocam à prova todo o conhecimento que adquirimos. Diante das aflições e das dúvidas vamos encontrando as respostas para atender aos desafios profissionais, desafios estes que vão desde o atendimento telefônico feito dentro de uma unidade de enfermagem até a montagem de uma unidade de emergência para atendimento. Eles nos são apresentados de acordo com o perfil e a demanda da instituição contratante.

Um modo fácil e prático para não ficarmos sem rumo no início de carreira ou diante de novas experiências é elaborar um plano diário de ações que norteiam o dia de trabalho. Essa sequência ficará lógica à medida que as ações vão se repetindo, mas se trata de uma sugestão de ferramenta importante que tanto os novos profissionais quanto os mais antigos podem utilizar em seu trabalho.

Vamos conhecer as principais funções do enfermeiro assistencial e, em seguida, as ações administrativas do enfermeiro, ressaltando que a base legal se encontra na lei do exercício profissional – Lei nº 7.498, de 25 de junho de 1986 (BRASIL, 1986) –, que dispõe sobre a regulamentação do exercício de enfermagem e dá outras providências. Há uma linha tênue separando essas funções. Elas se complementam, mas o que realmente vemos em muitas instituições são enfermeiros desempenhando ações puramente administrativas por motivo de força maior, como exigência da própria instituição ou por perfil próprio.

As principais atividades são:

- receber diariamente o plantão do turno anterior;
- verificar o mapa cirúrgico e as pré-internações;
- verificar possíveis altas hospitalares e/ou transferências;
- verificar a disponibilidade de leitos vagos e leitos reservados para pós-operatórios;
- verificar com a Comissão de Controle de Infecção Hospitalar (CCIH) clientes que devem ser transferidos de leitos;
- verificar o número de técnicos de enfermagem na escala de plantão;
- distribuir equipe por leitos e/ou atividades de acordo com a rotina de trabalho em equipe ou individualizado;
- verificar se todos os clientes possuem prescrição médica atualizada;
- conferir os horários de medicamentos;
- solicitar encaminhamento dos clientes ao centro cirúrgico nos primeiros horários, verificando os preparos cirúrgicos;
- passar visitas nos leitos, anotando as necessidades individuais dos clientes;
- conferir a marcação de exames externos ou em outra unidade dentro da própria instituição;
- verificar a realização correta de preparos para exames;
- checar a solicitação de avaliações de especialidade e se os médicos solicitados foram devidamente comunicados pelo secretariado;

- solicitar manutenção para que sejam atendidas todas as necessidades de conforto e segurança em hotelaria para o cliente;
- acionar serviços complementares diante das necessidades exigidas pelos clientes: nutrição, farmácia, recepção, lavanderia, higiene, laboratório;
- comunicar ao médico assistente toda intercorrência com seu cliente;
- atender à demanda administrativa e legal no que diz respeito ao prontuário médico do cliente e aos registros dos procedimentos executados e suas checagens, bem como das comunicações de internação, altas, exames para o fechamento de cobranças;
- atender às famílias dos clientes, sendo um ouvinte exemplar de suas necessidades, queixas e elogios;
- atender prontamente as determinações da administração no cumprimento de regras institucionais, como padrão de uniformização da equipe, horários de entrada, saída, descanso, alimentação;
- verificar todos os quartos no decorrer do plantão de trabalho, assegurando que o cliente está recebendo os cuidados, principalmente os medicamentos corretamente;
- acionar imediatamente o serviço de farmácia nos casos de falhas no provimento e no acondicionamento de materiais e medicamentos;
- supervisionar as ações prestadas pelos técnicos de plantão no cumprimento da legislação vigente em enfermagem, na assistência direta ao cliente e à família, no auxílio à enfermeira e ao médico e nos registros no prontuário.

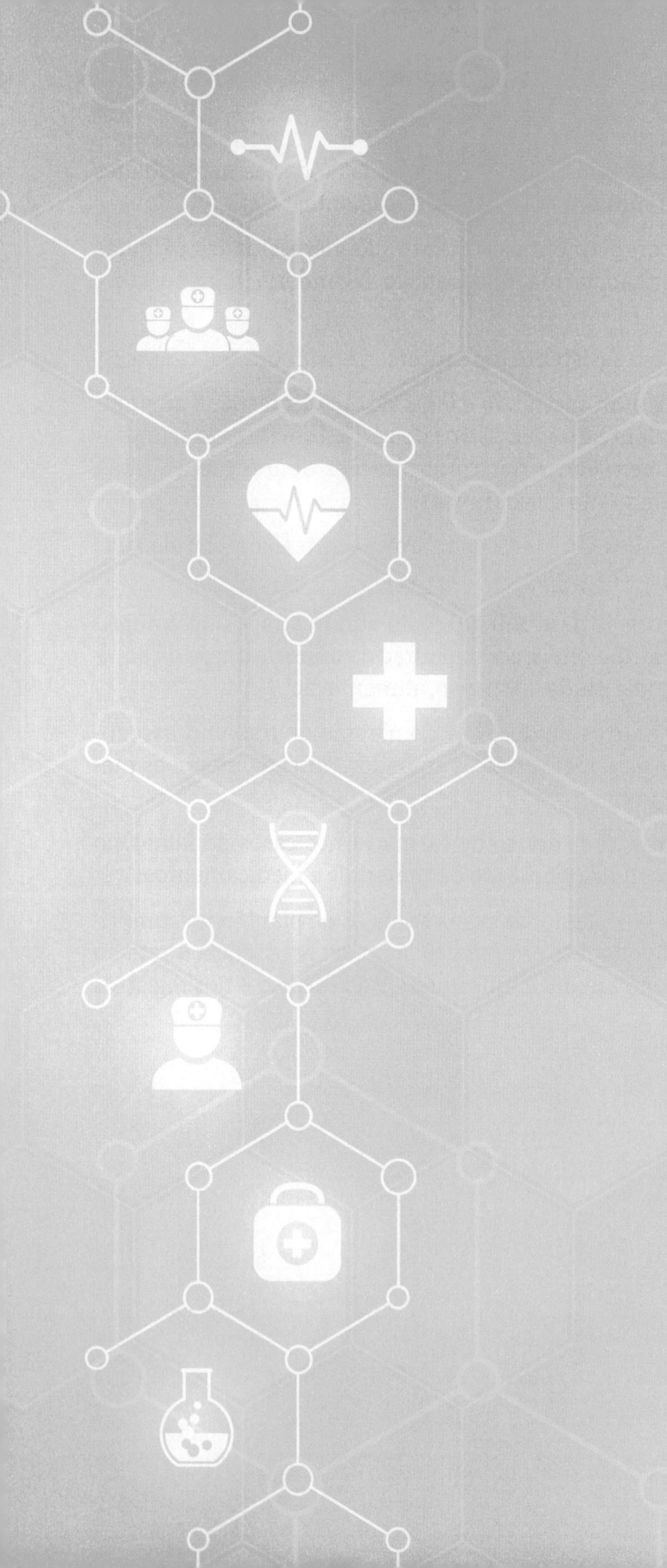

CAPÍTULO 2

Regimento do Serviço de Enfermagem

Considerações iniciais

Este capítulo descreve um modelo de regimento do serviço de enfermagem, com base no regimento interno de um hospital privado, com o objetivo de auxiliar as instituições que ainda não possuem um próprio a se organizarem e descreverem seu regimento.

As instituições hospitalares públicas e privadas, de pequeno ou grande porte, de alta ou baixa complexidade, necessitam para seu bom funcionamento de regras para o gerenciamento de suas atividades. O regimento de qualquer tipo de serviço objetiva estabelecer essas regras para todos os profissionais dessas organizações. A enfermagem tem representatividade dentro das instituições hospitalares, e é sua organização que garantirá a qualidade no processo de trabalho por meio do gerenciamento do cuidado. Para elaborar um regimento que determine as diretrizes dos serviços de enfermagem, é necessária a consolidação de uma cultura institucional de trabalho.

O regimento do serviço de enfermagem deve ser elaborado com base nas crenças e nas necessidades da instituição, acompanhando todas as fases evolutivas no processo da construção de linhas de pensamento e ações no trabalho. O apoio administrativo dos setores hospitalares, entre eles a enfermagem, é o que assegura a sustentação dos serviços.

O regimento de enfermagem é uma ferramenta administrativa, desenvolvida por toda equipe de enfermagem mediante orientação do enfermeiro responsável técnico, e será válido no momento em que todos os profissionais entenderem e valorizarem sua importância para o bom funcionamento do trabalho da equipe, pois não valerá ser apenas impresso e encadernado – seria então um arquivo sem finalidade –; deve ser compreendido e respeitado.

A partir da cultura institucional, as vivências são construídas no trabalho, definindo os caminhos para a construção das fundamentações e dos conceitos que norteiam seu trabalho, consolidando crenças que a instituição considera verdadeiras.

Muitas instituições hospitalares já possuem seus regimentos internos elaborados de acordo com sua realidade e sua filosofia, enquanto outras sequer sabem como fazer e quem deve elaborar esse instrumento de trabalho dentro de uma instituição, o que nos dias de hoje parece uma afirmativa absurda, mas é real.

A legislação nos auxilia na elaboração do Serviço de Enfermagem por meio:

- dos princípios estabelecidos na lei que norteiam a organização das instituições;
- do embasamento legal:
    a) Lei nº 7.498/1986, art. 3º e art. 11, inciso I, alíneas "b" e "c";
    b) Decreto nº 94.406/1987, art. 2º;
    c) Resolução Cofen nº 311/2007.

Nesse modelo de regimento, estão descritas as finalidades do serviço de enfermagem, o organograma que define hierarquicamente os cargos, as atribuições de cada profissional dentro de sua unidade de trabalho, as unidades de trabalho e os deveres dos profissionais.

Um regimento deve ser constituído de alguns pontos fundamentais:

- Finalidades do serviço: descrição dos objetivos traçados pela realização do trabalho da equipe de enfermagem.
- Organogramas: indicação das relações existentes entre as equipes ou os profissionais que compõem o serviço; são representações gráficas de sua organização.

- **Profissionais do serviço de enfermagem:** indicação de cada profissional com a descrição de suas competências dentro do estabelecido pela lei do exercício profissional de enfermagem, bem como de suas atribuições.
- **Estrutura hospitalar:** descrição de toda a estrutura física e os recursos humanos que compõem a enfermagem, com a atribuição de cada profissional nas diversas unidades de trabalho.

A seguir, apresentamos um modelo de regimento de enfermagem que pode ser utilizado como fonte de consulta para a elaboração dos regimentos de outros serviços de enfermagem adequados à realidade de cada um.

Capítulo I – Das Finalidades do Serviço de Enfermagem

Artigo 1º – O serviço de enfermagem tem por finalidade:
1. Prestar assistência de enfermagem ao cliente, atendendo-o em todas as suas necessidades.
2. Colaborar no aprimoramento do serviço de enfermagem, definindo cargos e atribuições.
3. Prestar serviço de educação contínua, desenvolvendo programas de educação, atendendo aos enfermeiros, técnicos de enfermagem e auxiliares de enfermagem.
4. Proporcionar meios para que o pessoal de enfermagem progrida em seu trabalho.
5. Ser elo de integração de todos os serviços do hospital.
6. Elevar o nível de qualidade da assistência de enfermagem prestada.

Capítulo II – Da Posição do Serviço de Enfermagem no Organograma[1] do Hospital

Artigo 2º – O serviço de enfermagem faz parte dos serviços técnicos assistenciais, ficando subordinado diretamente à administração do hospital, não havendo subordinação ao corpo clínico médico.

Capítulo III – Dos Profissionais do Serviço de Enfermagem

Artigo 3º – Os profissionais do serviço de enfermagem possuem as seguintes classes, conforme a lei do exercício profissional:
1. **Enfermeiros:** titular do diploma de enfermeiro conferido por instituição de ensino nos termos da Lei; titular do diploma de obstetriz ou de enfermeiro obstétrico; titular do diploma ou certificado de enfermeiro e titular do diploma ou certificado de enfermeiro obstétrico ou de obstetriz, ou equivalente, conferido por escola estrangeira segundo as leis do país, registrado em virtude de acordo de intercâmbio cultural ou revalidado no Brasil como diploma de enfermeiro, de enfermeiro obstétrico ou de obstetriz.
2. **Técnicos de Enfermagem:** titular do diploma ou do certificado de técnico de enfermagem, expedido de acordo com a legislação e registrado pelo órgão competente; titular do diploma ou do certificado legalmente conferido por escola ou curso estrangeiro, registrado em virtude de acordo de intercâmbio cultural ou revalidado no Brasil como diploma de Técnico de Enfermagem.

---

[1] Observação: este é o organograma sugerido, mas há locais em que há subordinação da equipe de enfermagem ao corpo clínico médico.

3. **Auxiliares de Enfermagem:** titular do certificado de auxiliar de enfermagem conferido por instituição de ensino, nos termos da Lei e registrado no órgão competente; titular do diploma a que se refere a Lei nº 2.822, de 14 de junho de 1956; titular do diploma ou certificado a que se refere o inciso III do Art. 2º da Lei nº 2.604, de 17 de setembro de 1955, expedido até a publicação da Lei nº 4.024, de 20 de dezembro de 1961; titular de certificado de enfermeiro prático ou prático de enfermagem, expedido até 1964 pelo Serviço Nacional de Fiscalização da Medicina e Farmácia, ou por órgão congênere da Secretaria de Saúde das Unidades da Federação, nos termos do Decreto-lei nº 23.774, de 22 de janeiro de 1934, do Decreto-lei nº 8.778, de 22 de janeiro de 1946, e da Lei nº 3.640, de 10 de outubro de 1959; o pessoal enquadrado como auxiliar de enfermagem, nos termos do Decreto-lei nº 299, de 28 de fevereiro de 1967; titular de diploma ou certificado conferido por escola ou curso estrangeiro, segundo as leis do país, registrado em virtude de acordo de intercâmbio cultural ou revalidado no Brasil como certificado de auxiliar de enfermagem.
4. **Parteiras:** titular do certificado previsto no Art. 1º do Decreto-lei nº 8.778, de 22 de janeiro de 1964, observado o disposto na Lei nº 3.640, de 10 de outubro de 1959; titular do diploma ou certificado de parteira, ou equivalente, conferido por escola ou curso estrangeiro, segundo as leis do país, registrado em virtude de intercâmbio cultural ou revalidado no Brasil, até dois anos após a publicação do Decreto-lei nº 8.778, como certificado de parteira.

Outros profissionais envolvidos diretamente com serviço de enfermagem:

5. Escriturário.
6. Auxiliares hospitalares (maqueiro, responsável pelos materiais).

Capítulo IV – Da Direção da Enfermagem

Artigo 4º – A Enfermagem será de responsabilidade de um enfermeiro, que terá administração própria e autonomia profissional. Conforme a Lei de Exercício Profissional da Enfermagem, nº 7.498, de 25 de junho de 1986:

> Art. 11 – O enfermeiro exerce todas as atividades de Enfermagem, cabendo-lhe:
>
> I – privativamente:
>
> a) direção de órgão de Enfermagem integrante da estrutura básica da instituição de saúde, pública ou privada, e chefia de serviço e de unidade de Enfermagem;
>
> b) organização e direção dos serviços de Enfermagem e de suas atividades técnicas e auxiliares nas empresas prestadoras desses serviços.

Capítulo V – Da Estrutura Hospitalar e Serviço de Enfermagem

Artigo 5º – O serviço de enfermagem é constituído das seguintes unidades:

1. Unidades de internação:
   - unidade de clínica médica (masculino e feminino);
   - unidade de clínica cirúrgica;
   - unidade de clínica oncológica;
   - setor de ala de apartamentos.
2. Unidade de centro cirúrgico:
   - salas de operação;
   - centro de material esterilizado;
   - recuperação pós-anestésica.
3. Unidade de terapia intensiva.
4. Unidade de hemodinâmica.
5. Unidade de diagnósticos por imagem.
6. Unidade de procedimentos cardiológicos não invasivos.
7. Unidade de quimioterapia.
8. Unidade de ambulatório.
9. Unidade de pronto atendimento.

Capítulo VI – Da Competência dos Profissionais nas Unidades de Trabalho

Artigo 6º – Ao Serviço de Enfermagem de Internação compete:
1. Assistir o cliente, atendendo-o nas suas necessidades.
2. Proporcionar ambiente sadio, confortável e agradável, que facilite o estabelecimento da saúde.
3. Colaborar com os médicos, registrando e informando sobre aspectos que colaborem com a melhoria do quadro do cliente.
4. Executar as prescrições médicas e de enfermagem.
5. Colaborar com o Setor de Educação Continuada e demais setores.
6. Manter estoque mínimo de material, drogas e medicamentos necessários para o bom funcionamento das unidades, caso não haja dose unitária.
7. Manter controle de entrada e saída dos clientes internados por meio do censo diário.
8. Apresentar relatórios mensais das atividades realizadas e do movimento estatístico.
9. Conservar em bom estado os equipamentos dos quais dispõem na unidade.
10. Oferecer aos clientes qualidade da assistência de enfermagem prestada.
11. Cumprir e fazer cumprir as normas determinadas pela Comissão de Controle de Infecção do Hospital (CCIH).
12. Prevenir e notificar acidentes de trabalho.

Artigo 7º – Ao serviço de enfermagem da unidade de centro cirúrgico compete:
1. Dar assistência integral ao cliente que vai submeter-se a tratamento cirúrgico.
2. Usar rigorosa técnica asséptica na execução dos procedimentos.
3. Auxiliar e atender à equipe cirúrgica durante o ato operatório.
4. Auxiliar e atender à equipe de anestesia.
5. Manter em boas condições todo o equipamento das salas de operação.
6. Assistir o cliente anestesiado.
7. Fixar rotinas de marcação de cirurgias que permita a preparação prévia de salas, equipamentos e materiais.
8. Requisitar, controlar e marcar os gastos de materiais e produtos.
9. Apresentar relatórios mensais das atividades realizadas e do movimento estatístico da unidade.
10. Fazer livro de registros, cadastrando todos os clientes submetidos à cirurgia.
11. Controlar recepção, preparo, esterilização, estocagem e distribuição do material.
12. Manter em condições preconizadas pela CCIH do hospital o funcionamento e a manutenção dos aparelhos para esterilização.
13. Aplicar testes de validação da esterilização para verificar os resultados das técnicas.
14. Prevenir e registrar os acidentes de trabalho.
15. Elaborar e executar o processo de enfermagem.

Artigo 8º – Ao serviço de enfermagem da UTI compete:
1. Dar assistência integral e especializada ao cliente encaminhado à UTI.
2. Manter a unidade em condições perfeitas para qualquer atendimento de emergência.
3. Atender à equipe médica no desempenho de suas funções.
4. Manter os equipamentos em boas condições de uso.
5. Manter estoque de material e medicamentos necessários para o bom funcionamento da unidade.
6. Cumprir e fazer cumprir as normas estabelecidas pela CCIH.
7. Encaminhar os materiais de uso de rotina para correto processo de desinfecção de alto nível e esterilização.
8. Apresentar relatórios mensais da entrada e saída de clientes.
9. Realizar todo o trabalho com técnica asséptica correta, na execução dos procedimentos.
10. Protocolar os pertences do cliente para serem entregues seguramente para as famílias.
11. Estar sempre atento aos sinais e sintomas apresentados pelo cliente.

12. Comunicar as alterações ocorridas com o cliente ao plantonista da Unidade de Terapia Intensiva.
13. Dar assistência específica aos clientes do isolamento.
14. Elaborar e executar o processo de enfermagem.
15. Controlar e notificar os acidentes de trabalho.

Artigo 9º – Ao serviço de Enfermagem da unidade de quimioterapia compete:
1. Assistir o cliente de maneira individualizada em suas necessidades humanas básicas.
2. Proporcionar conforto durante a aplicação do medicamento quimioterápico.
3. Executar os procedimentos dentro das técnicas assépticas.
4. Usar equipamentos de proteção individual ao administrar os quimioterápicos.
5. Capacitar os profissionais da unidade, por meio de treinamento, para o atendimento a esses clientes.
6. Apresentar relatórios mensais sobre a entrada e a saída dos clientes na unidade.
7. Estabelecer a rotina de marcação das sessões, permitindo o correto preparo das medicações necessárias.
8. Manter em perfeito funcionamento os aparelhos da unidade.
9. Manter com o serviço de pronto atendimento uma boa integração para proporcionar, se necessário, mais segurança no atendimento aos clientes que necessitarem de atendimento de urgência.
10. Seguir corretamente as normas para os descartes do lixo.
11. Cumprir normas estabelecidas pela CCIH.
12. Prevenir, controlar e notificar os acidentes de trabalho.
13. Elaborar e executar o processo de enfermagem.

Artigo 10º – Ao serviço de enfermagem do setor de ambulatório compete:
1. Assistir os clientes externos para consultas, exames e tratamentos.
2. Dar o devido encaminhamento aos clientes para exames e procedimentos complementares.
3. Manter o bom funcionamento dos equipamentos.
4. Apresentar relatórios mensais de entrada e saída da unidade de ambulatório.
5. Auxiliar a equipe médica, se necessário.
6. Dar orientações aos familiares, quando necessário.
7. Elaborar e executar o processo de enfermagem.
8. Prevenir, controlar e registrar os acidentes de trabalho.
9. Seguir as normas da CCIH.

Artigo 11º – Ao serviço de enfermagem do pronto atendimento compete:
1. Dar assistência integral e pronta aos clientes que chegam ao PA.
2. Encaminhar os clientes ao consultório.
3. Encaminhar os clientes ao repouso.
4. Verificar sinais vitais.
5. Orientar o cliente sobre os procedimentos a serem realizados.
6. Executar as prescrições médicas.
7. Garantir o bom funcionamento dos equipamentos.
8. Realizar as anotações de enfermagem pertinentes, sobre os clientes em observação.
9. Encaminhar aos exames solicitados.
10. Manter estoque de material e medicamento necessário.
11. Atender às solicitações de familiares e acompanhantes dos clientes.
12. Auxiliar a equipe médica quando for necessário.
13. Apresentar relatórios mensais da entrada e saída de clientes.
14. Proporcionar melhores condições de atendimento por meio de treinamentos de atendimentos de urgência e emergência aos profissionais da Enfermagem.

15. Elaborar e executar o processo de enfermagem.
16. Seguir as normas da CCIH.
17. Prevenir, notificar e controlar os acidentes de trabalho.

Capítulo XII – Do Pessoal e Suas Atribuições

Artigo 12º – À gerência do serviço de enfermagem compete:
1. Estabelecer e manter a filosofia de enfermagem.
2. Negociar com estâncias superiores.
3. Cumprir e fazer cumprir as leis do exercício profissional e trabalhistas.
4. Apresentar junto à administração superior o serviço de enfermagem.
5. Planejar, organizar e dirigir o serviço de enfermagem.
6. Organizar, dirigir e supervisionar as atividades de enfermagem.
7. Estabelecer um regime de trabalho eficaz.
8. Elaborar o quadro de pessoal de enfermagem.
9. Distribuir quantitativa e qualitativamente o pessoal de enfermagem.
10. Avaliar a assistência de enfermagem prestada aos clientes.
11. Desenvolver atividades de pesquisa em assunto de enfermagem.
12. Convocar e presidir reuniões com o pessoal de enfermagem.
13. Cooperar e elaborar programas de educação em serviço.
14. Requisitar material e equipamento para as diversas unidades.
15. Controlar material e equipamento.
16. Remanejar os funcionários entre as unidades, quando for necessário.

Artigo 13º – Ao enfermeiro supervisor da unidade compete:
1. Dirigir a unidade de sua responsabilidade, agindo dentro dos preceitos éticos e respeitando sempre os direitos do cliente e da família.
2. Executar programas planejados para a área de trabalho.
3. Elaborar os planos de assistência de enfermagem para os clientes (prescrição de enfermagem).
4. Visitar diariamente os clientes para se inteirar de suas necessidades.
5. Fornecer informações aos médicos sobre o cliente, que auxilie no diagnóstico e no tratamento precisos.
6. Prestar assistência aos clientes sempre que necessário.
7. Orientar o trabalho a ser desenvolvido.
8. Assistir à passagem de plantão.
9. Controlar a assiduidade, a pontualidade e a disciplina dos seus funcionários.
10. Fazer escala de atribuições diárias de seus funcionários.
11. Elaborar escalas de serviço, mensalmente, e a escala de férias dos funcionários.
12. Organizar e participar do programa de educação continuada para os funcionários.
13. Avaliar periodicamente seus funcionários.
14. Controlar equipamentos, materiais e medicamentos.
15. Promover reuniões periódicas com seus funcionários.
16. Participar das pesquisas em enfermagem.
17. Atender às solicitações de familiares e acompanhantes dos clientes.
18. Liderar a equipe de enfermagem em sua unidade.
19. Orientar e supervisionar o pessoal da equipe de enfermagem.

Artigo 14º – Ao enfermeiro assistencial compete:
1. Dirigir a unidade, junto ao enfermeiro supervisor, agindo dentro de preceitos éticos, respeitando sempre os direitos do cliente e da família.

2. Conhecer todos os clientes internados na unidade.
3. Fazer o histórico de enfermagem na admissão do cliente.
4. Fazer as prescrições de enfermagem diárias.
5. Fazer as evoluções de enfermagem diárias.
6. Prestar assistência de enfermagem direta aos clientes mais graves.
7. Supervisionar a assistência de enfermagem prestada pela equipe de enfermagem.
8. Identificar e tomar condutas rápidas diante das situações fora da rotina da unidade.
9. Orientar diariamente os profissionais de enfermagem na realização dos procedimentos.
10. Garantir o bom funcionamento dos equipamentos.

Observações:
- A atividade de liderança, citada como competência do enfermeiro supervisor e assistencial, deve-se ao fato de que o enfermeiro, independentemente da posição que ocupa dentro da instituição, desempenha este papel. A liderança em Enfermagem é um processo que envolve quatro componentes comportamentais: decidir, relatar, influenciar e facilitar. Assim, o processo de liderança pode ser considerado como sendo um processo interpessoal, em que o enfermeiro, como líder, usa habilidades interpessoais para efetuar mudanças no comportamento daqueles com os quais se relaciona. Cada enfermeiro assume um papel de liderança, quer focalize sua prática em nível individual, em grupos de enfermeiros ou outros profissionais de saúde, comunidades ou a sociedade em geral.
- No decorrer do trabalho, o enfermeiro pode desenvolver, por meio de atividades cotidianas, cursos e treinamentos da sua capacidade de liderança diante da equipe de enfermagem, cliente, família e outros profissionais.

Artigo 15º – Ao técnico de enfermagem compete:
1. Tomar conhecimento da evolução e estado dos clientes pela passagem de plantão.
2. Admitir e orientar os clientes na unidade.
3. Executar o plano de assistência elaborado pelo enfermeiro.
4. Prestar assistência de enfermagem a clientes graves sob a supervisão do enfermeiro.
5. Assistir o médico nos cuidados ao cliente.
6. Fazer registro, anotação de enfermagem, das atividades executadas.

Artigo 16º – Ao auxiliar de enfermagem compete:
1. Tomar conhecimento da evolução e do estado dos clientes pela passagem do plantão.
2. Admitir e orientar os clientes na unidade.
3. Executar os cuidados de enfermagem planejados.
4. Proporcionar conforto ao cliente por meio dos cuidados de higiene.
5. Preparar os clientes para cirurgia e/ou exames complementares.
6. Prestar assistência de enfermagem no período pós-operatório.
7. Comunicar à enfermeira as alterações observadas no estado geral dos clientes.
8. Registrar no prontuário do cliente todos os procedimentos realizados.

Observações:
- De acordo com a lei do exercício profissional de enfermagem, nº 7.498, de 25 de junho de 1986, art. 15 – "As atividades referidas nos artigos 12 e 13 desta lei (que descrevem as atribuições de técnicos e auxiliares de enfermagem), quando exercidas em instituições de saúde, públicas e privadas, e em programas de saúde, somente podem ser desempenhadas sob orientação e supervisão do enfermeiro".
- De acordo com o código de ética dos profissionais de Enfermagem, Capítulo V – Das Proibições, art. 51 – "Prestar ao cliente serviços que, por sua natureza, incumbem a outro profissional, exceto em caso de emergência".

Artigo 17º – Ao escriturário da unidade compete:
1. Executar todos os trabalhos burocráticos da unidade.
2. Encaminhar os pedidos de farmácia e almoxarifado.

3. Buscar, conferir e guardar os medicamentos e/ou os material vindos da farmácia e do almoxarifado.
4. Atender aos telefonemas e transmitir recados.
5. Receber os resultados dos exames e comunicar à enfermeira.
6. Fazer os avisos de alta e/ou óbito.
7. Organizar os prontuários em ordem.
8. Trabalhar em equipe, colaborando com a enfermagem da unidade.
9. Manter a ordem no ambiente de trabalho.

Artigo 18º – Ao auxiliar hospitalar compete:

A – Maqueiro
1. Realizar o transporte do cliente com segurança, da clínica para o centro cirúrgico e vice-versa.
2. Solicitar o acompanhamento do técnico ou auxiliar de enfermagem no transporte do cliente.
3. Encaminhar às clínicas afins o mapa diário das cirurgias.
4. Servir de elo entre o centro cirúrgico e os demais setores, no sentido das entregas de encomendas e/ou documentos.

B – Responsável pelos materiais (UTI)
1. Realizar a limpeza, a desinfecção e a esterilização química dos materiais pertencentes à Unidade de Terapia Intensiva.
2. Fazer o transporte dos materiais da CME para a unidade.
3. Fazer revisão dos materiais e equipamentos da unidade, comunicando ao responsável os reparos necessários.
4. Atender às solicitações da enfermagem no que diz respeito aos materiais.

Capítulo VIII – Do Pessoal e Seus Requisitos e Deveres

Artigo 18º – Gerente de enfermagem: diploma de enfermeiro
1. Experiência profissional.
2. Pós-graduação em Administração Hospitalar.
3. Estar registrado e quite com o Conselho Regional de Enfermagem.

   Observação:
   - Estes são requisitos e deveres mínimos exigidos por instituições para determinados cargos. Há determinados cargos e funções os quais exigem: experiência, idiomas, especialização na área, mestrado e doutorado.

Artigo 19º – Enfermeiro supervisor e assistencial da Unidade são:
1. Diploma de enfermeiro (preferencialmente em unidades especializadas ter cursado pós-graduação).
2. Estar registrado e quite com o Conselho Regional de Enfermagem.

Artigo 20º – Técnico de enfermagem:
1. Certificado de técnico de enfermagem.
2. Estar registrado e quite com o Conselho Regional de Enfermagem.

Artigo 21º – Auxiliar de enfermagem:
1. Certificado de Auxiliar de enfermagem.
2. Estar registrado e quite com o Conselho Regional de Enfermagem.

Artigo 22º – Secretário/escriturário de Unidade:
1. Certificado de conclusão do Ensino Fundamental.

Artigo 23º – Auxiliar hospitalar:
1. Certificado de conclusão do Ensino Fundamental.

Artigo 24º – São os deveres dos funcionários:
1. Cumprir e fazer cumprir o presente regimento e as normas que forem determinadas pela gerência de enfermagem.

2. Manter um ambiente harmonioso de trabalho, com boas relações entre os superiores hierárquicos e todos os funcionários.
3. Manter condutas pessoal e profissional adequadas à entidade pela qual trabalha e que representa.
4. Manter elevado e atualizado o padrão de enfermagem no hospital.
5. Centralizar toda a atenção ao bom atendimento ao cliente.
6. Zelar pela conservação do patrimônio da instituição.
7. Saber utilizar os materiais e equipamentos em benefício do cliente.
8. Colaborar com todos para o melhor desenvolvimento do hospital.
9. Conhecer e praticar o Código de Ética de Enfermagem.

Capítulo X – Das Disposições Gerais

Artigo 25º – O serviço de enfermagem permanecerá de plantão durante 24 horas.

Artigo 26º – Os funcionários trabalharão de acordo com a escala mensalmente elaborada pela enfermeira responsável.

Artigo 27º – Todo funcionário pode prorrogar seu plantão em caso de necessidade, de acordo com o pedido do enfermeiro responsável e/ou do gerente de enfermagem.

Capítulo IX – Do Horário de Trabalho do Serviço de Enfermagem

Artigo 28º – O presente regimento serve como instrumento de definição de atividade e instalação de autoridade, devendo ser aplicado a todos os funcionários da enfermagem.

Artigo 29º – O gerente do serviço de enfermagem pode tomar atitude e resolver situações não previstas no presente regimento para melhor desenvolvimento do serviço.

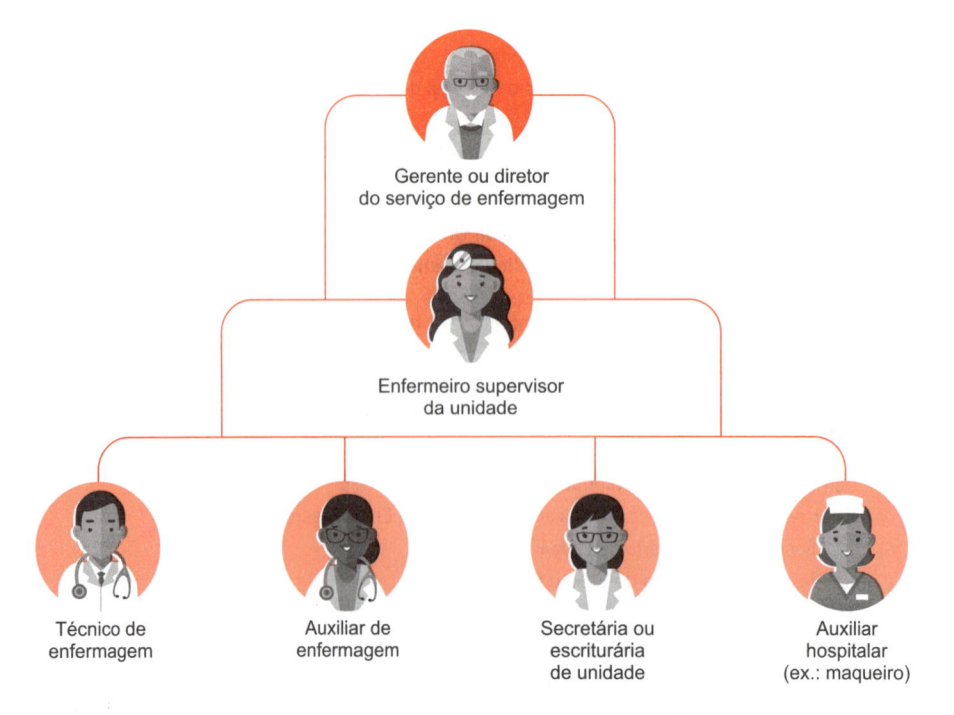

Figura 2.1 Exemplo de organograma.

CAPÍTULO 3

Funções da Enfermagem

Considerações iniciais

Neste capítulo, serão apresentadas as especificidades do cargo de enfermeiro responsável técnico.

O enfermeiro responsável técnico é o profissional estará à frente da equipe de enfermagem técnica, assistencial e administrativa para exercer a liderança, estimulando o aprimoramento de suas habilidades e o desenvolvimento de funções em benefício do trabalho em equipe e em prol da melhor assistência.

Sugerimos que o leitor "mergulhe" nas especificações da lei em relação ao trabalho da enfermagem para o desenvolver com segurança e respaldo. Este é apenas um caminho diante de tantas leis, resoluções e portarias que conquistamos ao longo dos anos para proteger os profissionais e os clientes assistidos.

A função de responsabilidade técnica está estabelecida no inciso I[1] do artigo 2º do Decreto nº 77.052/1976 (BRASIL, 1976). Essa responsabilidade deverá ser exercida por quem tenha a responsabilidade legal pelo estabelecimento ou instituição, que seja comprovada por meio de documentos profissionais reconhecidos pelos devidos conselhos regionais.

No caso do enfermeiro, a responsabilidade técnica é estabelecida por meio da Resolução Cofen nº 301/2005 (COFEN, 2005), do Conselho Federal de Enfermagem, que define as normas para o desempenho dessa atribuição, diante da Chefia do Serviço de Enfermagem, em instituições e empresas públicas, privadas e filantrópicas.

A principal competência atribuída a esse profissional é orientar, disciplinar e fiscalizar o exercício da profissão, de acordo com a lei vigente.

A responsabilidade técnica dos serviços de enfermagem é uma atribuição específica e privativa ao enfermeiro, não podendo ser realizada por outro profissional da enfermagem. É uma garantia de que a assistência e o cuidado de enfermagem estão sendo executados sob supervisão de um profissional habilitado.

É vetado ao enfermeiro somente "assinar" pela supervisão e responsabilidade técnica dos serviços de enfermagem. Trata-se de uma infração legal do artigo 75 da Resolução Cofen nº 311/2007 (Código de Ética dos Profissionais de Enfermagem [COFEN, 2007]), o qual proíbe que o nome do profissional conste no quadro de pessoal de instituição sem nele exercer as funções de enfermagem pressupostas.

Para que o enfermeiro exerça a função de responsável técnico, é necessário que ele esteja devidamente registrado no Conselho Regional de Enfermagem, com número de Coren ativo.

De acordo com decisão do Conselho Regional de Enfermagem do Distrito Federal, sob nº 29/2013 (COREN-DF, 2013), as seguintes atribuições cabem ao enfermeiro responsável técnico:

---

1 Art. 2º Para cumprimento do disposto neste Decreto, as autoridades sanitárias mencionadas no artigo anterior, no desempenho da ação fiscalizadora, observarão os seguintes requisitos e condições:

I – Capacidade legal do agente, através do exame dos documentos de habilitação inerentes ao seu âmbito profissional ou ocupacional, compreendendo as formalidades intrínsecas e extrínsecas do diploma ou certificado respectivo, tais como, registro expedição por estabelecimentos de ensino que funcionem oficialmente de acordo com as normas legais e regulamentares vigentes no País e inscrição dos seus Titulares, quando for o caso, nos Conselhos Regionais pertinentes, ou em outros órgãos competentes previstos na legislação federal básica de ensino. [...]

[...]

Anexo I

Atribuições do Enfermeiro Responsável Técnico

O Enfermeiro Responsável Técnico apresentará, perante o Conselho Regional de Enfermagem do Distrito Federal e a Instituição em que trabalha, as seguintes atribuições:

1. Manter a CRT em local visível ao público, observando o prazo de validade;
2. Organizar o Serviço de Enfermagem utilizando-se de instrumentos administrativos como normas, rotinas, atribuições, protocolos, procedimentos operacionais padrão e/ou outros.
3. Elaborar, implantar e/ou implementar, e atualizar os manuais de normas e rotinas, procedimentos, protocolos, e demais instrumentos administrativos de Enfermagem.
4. Disponibilizar para o fiscal escalas de serviço com nome completo, categoria profissional e número de inscrição no Coren-DF, assinada e carimbada pelo Enfermeiro RT; manual de normas e rotinas, bem como outros documentos necessários para fiscalização do exercício profissional, os quais serão solicitados por meio de Notificação Jurídica e/ou Notificação Administrativa.
5. Colaborar com a Fiscalização do Coren-DF, prestando todas as informações necessárias.
6. Instituir e programar o funcionamento da Comissão de Ética de Enfermagem (CEENF), quando couber, de acordo com as Decisões do Coren-DF.
7. Participar e colaborar com as atividades da Comissão Interna de Prevenção de Acidentes (Cipa), Comissão de Controle de Infecções Hospitalares (CCIH), Serviço de Educação Continuada e demais comissões instituídas no estabelecimento.
8. Conhecer, cumprir, e fazer cumprir as Resoluções do Cofen e Decisões do Coren-DF, bem como divulgar o Código de Ética dos Profissionais de Enfermagem e Leis que regulamentam o exercício da profissão, notificando o Coren-DF em caso de observância de infrações às Leis, Decretos, Resoluções, Decisões ou conduta dos profissionais de Enfermagem.
9. Atender às convocações, bem como responder prontamente às solicitações emanadas pelo Coren-DF, oriundas de Notificação Jurídica e/ou Administrativa ou quaisquer outros meios de comunicação oficial, observando os prazos estabelecidos, sob pena de responder a processo ético por infração ao Art. 51 do Código de Ética dos Profissionais de Enfermagem.
10. Zelar pelo cumprimento de suas atividades privativa.
11. Elaborar, periodicamente, o Dimensionamento de pessoal de Enfermagem considerando os parâmetros definidos pela Legislação vigente, encaminhando uma cópia ao Representante Legal e outra ao Coren-DF, quando solicitado.
12. As escalas deverão ser devidamente assinadas e carimbadas pelo responsável técnico, mantendo-as em local visível nas unidades da instituição.
13. Garantir a continuidade da Assistência de Enfermagem.
14. Responsabilizar pela implantação/implementação da Sistematização da Assistência de Enfermagem (SAE), conforme legislação vigente.
15. Proceder à identificação das anotações de Enfermagem nos termos da legislação vigente.

16. Observar as normas da NR-32, a fim de minimizar os riscos à saúde da equipe de Enfermagem.
16. Manter na instituição, os cadastros atualizados dos profissionais de enfermagem, por categoria, constando número de inscrição no Coren-DF, fornecendo-os anualmente, ou quando for solicitado, preservando informações quando ocorrer demissão, admissão, licença por tempo indeterminado, mudança de categoria, mudança de endereço, aposentadoria e falecimento.
18. Verificar a situação de regularidade dos profissionais de enfermagem sob sua responsabilidade, colaborando no encaminhamento dos profissionais notificados, garantindo o cumprimento do Código de Ética dos Profissionais de Enfermagem, bem como das decisões e deliberações emanadas pelo Coren-DF.
19. Coibir o exercício ilegal da profissão, afastando os profissionais em exercício ilegal das atividades de enfermagem e comunicando imediatamente ao Coren-DF, sob pena de responsabilização.
20. Assegurar que a prestação da assistência de enfermagem a clientes graves seja realizada somente pelo Enfermeiro e Técnico de Enfermagem, conforme Lei nº 7.498/86 e Decreto nº 94.406/87.
21. Garantir que o registro das ações de Enfermagem seja realizado conforme normas vigentes.
22. Garantir que o estágio curricular obrigatório e extracurricular sejam realizados, somente, sob supervisão do professor orientador da instituição de ensino e enfermeiro da instituição, respectivamente, e em conformidade com a legislação vigente.
23. Responsabilizar-se pela execução do plano de estágio de Enfermagem na ocorrência da modalidade extracurricular.
24. Participar do processo de seleção de pessoal tanto em caráter privado como público, observando o Decreto-Lei nº 94.406/87, e as normas regimentais da instituição.
25. Participar em bancas examinadoras e em matérias específicas da Enfermagem, nos casos pertinentes a instituições de ensino, nos moldes do Decreto-Lei nº 94.406/87.
26. Recorrer ao Coren-DF quando impedido de cumprir o Código de Ética dos Profissionais de Enfermagem, a Lei do Exercício Profissional, Resoluções do Cofen e Decisões do Coren-DF, comprovando documentalmente ou na forma testemunhal, elementos que indiquem as causas e/ou os responsáveis pelo impedimento.
27. Promover, estimular ou proporcionar direta ou indiretamente o aprimoramento, harmonizando e aperfeiçoando o conhecimento técnico, a comunicação e as relações humanas, bem como a avaliação periódica da equipe de profissionais.

[...]

CAPÍTULO 4

Normas de Enfermagem

Considerações iniciais

Este capítulo tem como objetivo não estabelecer normas para serviços de enfermagem, mas sugerir um modelo de sua elaboração para os enfermeiros responsáveis pelos serviços de enfermagem. As normas devem ser do conhecimento de técnicos e auxiliares de enfermagem, a fim de serem cumpridas por todos.

As definições da palavra norma (TARJA, 1997) são:

> [...] princípio que serve de regra; preceito; lei; exemplo; modelo; método; conjunto de regras de uso relativas às características de um produto ou de um método, compiladas com o objetivo de uniformizar e garantir o seu modo de funcionamento e sua segurança.

Normas são condutas de trabalho definidas para seu direcionamento, permitindo segurança em sua condução e organização de todos os processos que envolvem o funcionamento da instituição hospitalar. Elas são estabelecidas com o objetivo de ditar as regras para a realização de procedimentos, tomada de decisão e definição do sistema de trabalho.

As normas devem ser do conhecimento de todos, formalmente estabelecidas de modo que sejam cumpridas. Elas são descritas apontando os deveres dos profissionais de enfermagem para cumprimento de seu trabalho diário dentro do estabelecido pela instituição.

A seguir, veja exemplos de normas e rotinas com base em uma instituição hospitalar privada:

- Os profissionais de enfermagem devem estar na unidade de trabalho dez minutos antes do horário de entrada, a fim de receberem o plantão.
- Técnicos e auxiliares de enfermagem devem trajar uniforme fornecido pela instituição.
- Os enfermeiros devem trajar uniforme de acordo com o padronizado pela instituição.
- Ao checar medicação e/ou procedimento, identificar-se com nome legível e número de registro do Coren.
- Obedecer às rotinas ditadas no Manual do Serviço de Enfermagem.
- Não é permitido aos profissionais de enfermagem permanecerem em outras unidades, que não a sua, em horário de trabalho.
- Integrar a equipe de enfermagem, objetivando a promoção da saúde por intermédio da qualidade na assistência, a dignidade humana e a mútua cooperação entre os componentes da mesma equipe.
- Manter a ordem nas unidades.
- Dar assistência com qualidade.
- Quando da ocorrência de acidentes de trabalho, comunicar imediatamente o responsável para que sejam tomadas as devidas providências.
- Não abrir portas, atender telefone ou fazer anotações de enfermagem utilizando luvas.
- Não é permitido o uso de celular durante a atuação profissional.
- Não é permitido solicitar medicamentos aos familiares de quaisquer clientes.
- Permitida a entrada de visitantes somente no horário de visitas, salvo casos liberados pelo enfermeiro responsável pela unidade e pela administração.
- Não fazer uso de telefone celular e orientar o cliente quanto ao uso restrito (quarto), evitando uso nos corredores e nas enfermarias do hospital, incomodando o descanso e a recuperação de outros clientes.

A seguir, apresentamos as normas de enfermagem com relação:

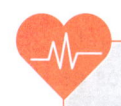

Aos exames laboratoriais

- Os profissionais de enfermagem são os responsáveis por encaminhar os exames laboratoriais, exceto os de rotina.
- As solicitações dos demais exames (como tomografia e radiografia) devem ser igualmente encaminhadas.
- Manter o prontuário em ordem, de modo que as informações estejam disponíveis e prontas, bem como os resultados dos exames.
- A coleta dos exames somente deve ser efetuada por profissionais capacitados.
- O profissional de enfermagem deve precaver-se prudentemente, protegendo-se na coleta e no transporte de materiais para o laboratório e banco de sangue.

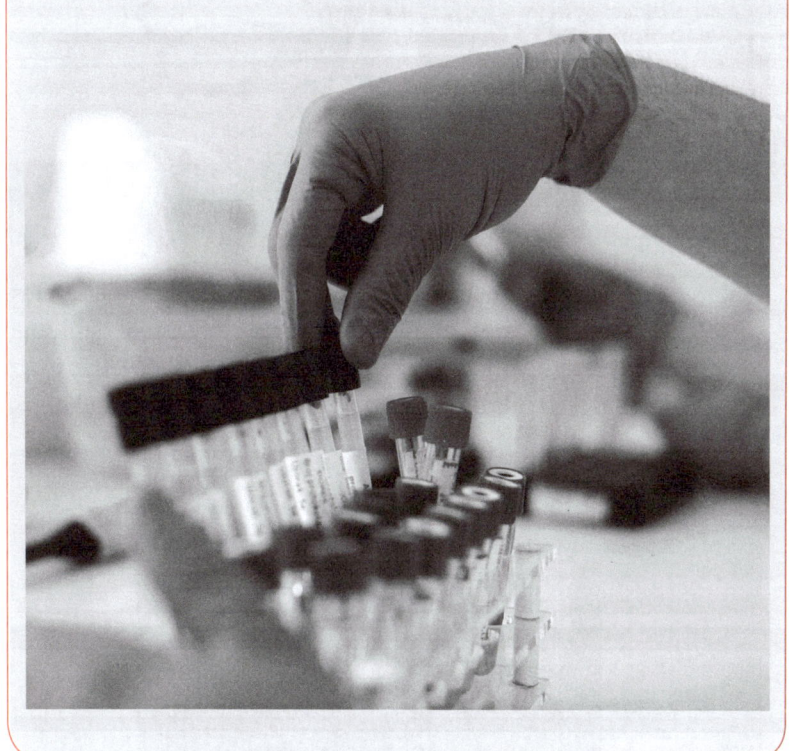

Ao banco de sangue

- Cabe ao técnico do banco de sangue a instalação e a retirada das bolsas de sangue e hemoderivados em casos de acesso venoso periférico.

- Os profissionais de enfermagem, uma vez capacitados, devem instalar e retirar as bolsas de sangue e hemoderivados em caso de acesso venoso central.

- Os profissionais de enfermagem são responsáveis por controlar o gotejamento e as alterações que possam ocorrer no momento da transfusão.

- O profissional de enfermagem deve acompanhar o cliente, após a alta, até sua saída do hospital.

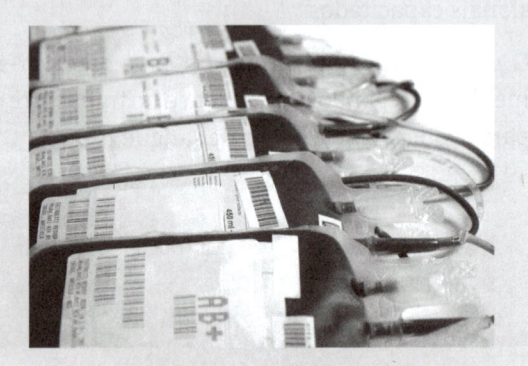

À administração de medicamentos

- Em casos de emergência, o enfermeiro pode atender à prescrição verbal, conforme lei do exercício profissional, desde que seja prescrito pelo médico logo que for possível, devendo o fato ser descrito pelo enfermeiro na evolução de enfermagem.

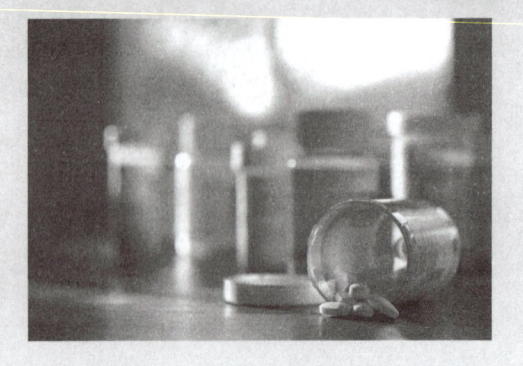

> **Saiba mais**
>
> A lei estabelecida quanto à prescrição de medicamentos/terapêutica a distância, de acordo com a Resolução Cofen nº 225/2000 (COFEN, 2000), resolve:
>
> > Art. 1º – É vedado ao Profissional de Enfermagem aceitar, praticar, cumprir ou executar prescrições medicamentosas/terapêuticas, oriundas de qualquer Profissional da Área de Saúde, através do rádio, telefonia ou meios eletrônicos, onde não conste a assinatura dos mesmos.
> >
> > Art 2º – Não se aplicam ao artigo anterior as situações de urgência, nas quais, efetivamente, haja eminente e grave risco de vida do cliente.
> >
> > Art 3º – Ocorrendo o previsto no artigo 2º, obrigatoriamente deverá o profissional de Enfermagem elaborar relatório circunstanciado e minucioso, onde deve constar todos os aspectos que envolveram a situação de urgência, que o levou a praticar o ato, vedado pelo artigo 1º.

Colocar escala em todas as soluções:

- Não conversar durante o preparo. Usar máscara.
- Ler o rótulo do medicamento ao tirá-lo do armário e ao prepará-lo.
- Verificar a validade dos medicamentos.
- Nunca administrar medicação caso tenha dúvidas.
- Sempre identificar o recipiente que comporta a medicação com nome do cliente, medicação, número do leito, dose, via e horário.
- Lavar as mãos antes do preparo da medicação e antes de administrá-la.
- Usar, obrigatoriamente, luvas na administração de medicação endovenosa.

Certificar-se sempre sobre:

- cliente certo;
- medicamento certo;
- hora certa;
- dose certa;
- via certa.

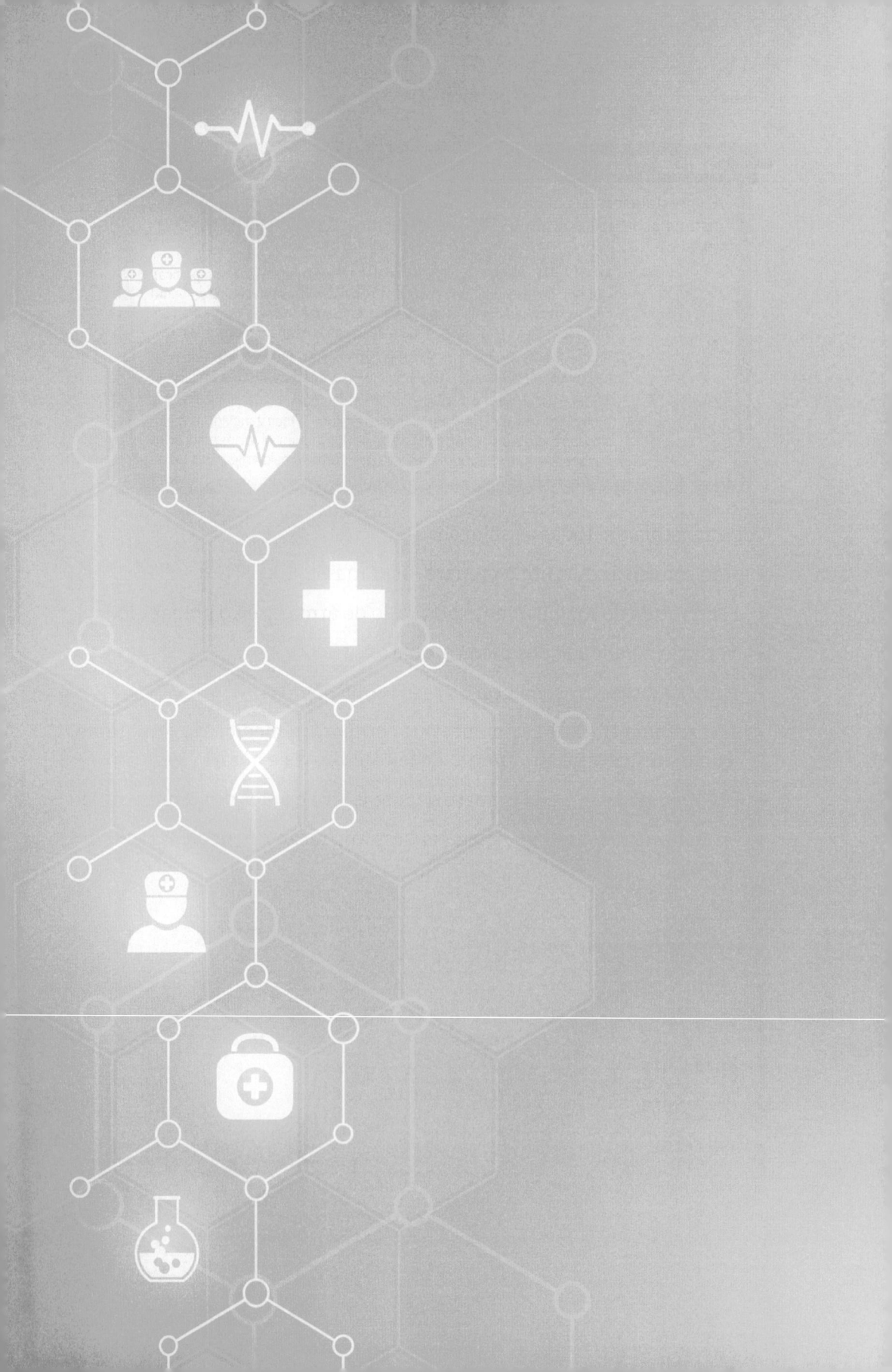

CAPÍTULO 5

Estrutura Organizacional Hospitalar

Considerações iniciais

Neste capítulo, estudaremos a necessidade de organização para que a empresa hospitalar aumente a qualidade na prestação de serviços, seja eficiente e melhore sua produtividade efetivamente.

Os hospitais, ao longo de sua história, tornam-se organizações complexas que, além das funções de acolhimento de clientes para a prestação de cuidados simples, passaram a ser um local de trabalho profissionalizado. Os hospitais são empresas que, assim como ocorre com empresas de outros segmentos, precisam se expandir para se manter no mercado. Eles devem ser administrados por profissionais especializados, pois não se caracterizam somente por ser um local para o atendimento a pessoas enfermas que precisam de cuidados, mas por também ser destinado ao atendimento e à assistência integral a seres humanos que merecem respeito e exigem ser atendidos com qualidade, pois hoje em dia, mais do que nunca, conhecem seus direitos como clientes.

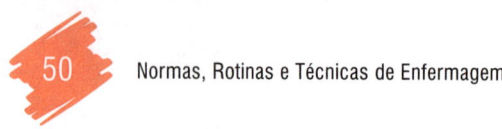

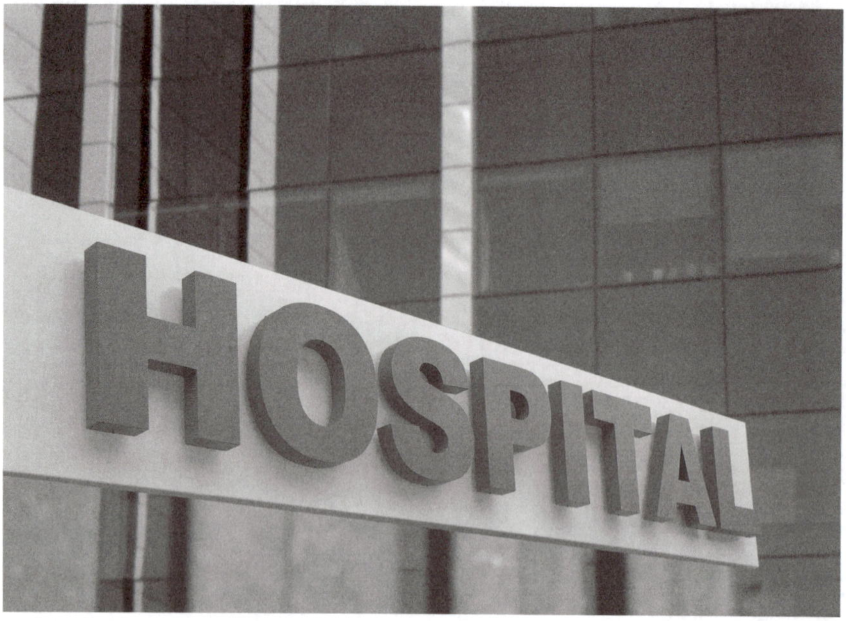

Figura 5.1 Os hospitais também são classificados pelo tipo de serviços que prestam.

Os hospitais podem ser classificados de acordo com a categoria do atendimento prestado, da complexidade, da caracterização e do porte.

Quadro 5.1 Classificação dos hospitais

Categoria	
Hospital público	"São sustentados por recursos provenientes da arrecadação de impostos e patrocinados pelos governos federal, estadual ou municipal." (NOVA CULTURAL, 1990)
Categoria	
Hospital privado	"São os que operam com a finalidade de obter lucros, sendo financiados por médicos ou outros indivíduos que desejam as vantagens de maior independência." (NOVA CULTURAL, 1990)
Complexidade	
Complexidade	"Limites utilizados para hierarquizar os estabelecimentos do sistema de saúde, segundo a disponibilidade de recursos, a diversificação de atividades prestadas e a sua frequência." (PROCON-SP, s/d)
Caracterização	
Geral	Atendimento a diversas especialidades. (BRASIL, 1999)
Especializado	Atendimento especializado em uma determinada área. (BRASIL, 1999)

5.1 Conceituações

A classificação do sistema hospitalar é realizada ordenando-se os hospitais de acordo com suas características, sendo estas divididas por portes:

a) hospital de porte I;

b) hospital de porte II;

c) hospital de porte III;

d) hospital de porte IV.

A classificação de cada hospital se dá conforme seu enquadramento em um dos portes, que será definido por meio da aplicação de uma tabela com itens de avaliação própria. De acordo com o somatório de pontos obtidos, será determinado cada porte, sendo a pontuação atribuída da seguinte maneira:

Quadro 5.2 Classificação do porte hospitalar

Porte do hospital	Pontuação
Porte I	De 1 a 5 pontos
Porte II	De 6 a 12 pontos
Porte III	De 13 a 19 pontos
Porte IV	De 20 a 27 pontos

Para atender às exigências do mercado atual e, principalmente, satisfazer às necessidades do cliente, é preciso que a ordenação da estrutura hospitalar se inicie com a mudança de cultura, pois a elaboração de manuais, normas, rotinas e outros modelos e métodos de organização são ineficientes se o primeiro passo não for realizado com a participação de todos.

Diversas instituições hospitalares ainda vivem com antigos conceitos arraigados ao seu cotidiano; as mudanças somente serão duradouras e efetivas se trabalharmos com a cultura e a filosofia da instituição.

Cultura "compreende um conjunto de propriedades do ambiente de trabalho, percebidas pelos empregados, constituindo-se numa das forças importantes que influenciam o comportamento. A cultura compreende, além das normas formais, também o conjunto de regras não escritas, que condicionam as atitudes tomadas pelas pessoas dentro da organização"

(COREN-SE, 2018), ou seja, a cultura vai se formando ao longo do tempo dentro da instituição e vai ganhando forças e se firmando por meio das atitudes dos profissionais, pois não estão descritas em manuais organizacionais (são implícitas).

As mudanças por si só já caracterizam uma série de conflitos, levando os profissionais a terem sentimentos como medo do desconhecido, dúvidas quanto aos novos processos de trabalho e resistência em se desvincular do passado. Isso é algo previsível e natural do ser humano, que necessita ser trabalhado.

Para que seja implantada uma nova proposta de trabalho, é fundamental a mudança cultural de todos os profissionais da área de enfermagem a partir do estabelecimento de uma nova filosofia institucional.

> Para se consolidar uma filosofia, precisamos primeiramente conhecer o ato de filosofar, que se alimenta da perplexidade, característica primordial do homem que se defronta com uma realidade que não consegue compreender de imediato. Por sua própria natureza, o homem deseja conhecer a razão mais fundamental de tudo o que existe. O homem sente-se perplexo diante do próprio eu, do outro e do mundo. O ato de filosofar procura levar essas três realidades interligadas à compreensão e à expressão mais clara. Na certeza de que podemos ver essas realidades, a Filosofia interroga-as, incentivando e alimentando uma visualização crítica a seu respeito. Filosofar representa a tentativa de penetrar, compreender e expressar essa situação que se insere na própria tensão dialética que é a existência. (FAKIH, 2000)

Filosofia é aquilo que acreditamos ser verdadeiro e que nos leva a realizar o que desejamos. É um processo no qual o homem necessita compreender o mundo, ele mesmo e os outros. É discutindo e entendendo o processo no qual estamos inseridos que encontramos as respostas aos nossos questionamentos. Esses conceitos são imprescindíveis para o aprimoramento e a formação dos enfermeiros.

A mudança não deve ser imposta; ela deve ser sentida como uma necessidade de todos por meio de um trabalho educacional e de conscientização do grupo. Todos devem estar sensibilizados e envolvidos para que ela ocorra, pois, para mudar, é preciso ter um objetivo bem determinado e romper com os hábitos anteriores. É necessário:

- definir exatamente o que estamos perdendo e ganhando com as mudanças;
- tirar as dúvidas abertamente sobre as consequências positivas e negativas da mudança;

- aceitar a necessidade da mudança;
- preparar-se para novas situações diárias;
- reconhecer o lado positivo da mudança.

As mudanças são necessárias. Enquanto profissionais da enfermagem, precisamos ter visão futura e acompanhar o que de positivo as mudanças podem trazer para nossa vida profissional.

O reconhecimento da necessidade de mudança é o início do desenvolvimento do processo. A enfermagem é parte ativa no processo de mudanças e melhorias da instituição hospitalar, porque é a referência durante todo o período de internação do cliente. Ela está interligada às demais áreas hospitalares, sendo o ponto central para o direcionamento de todas as atividades realizadas na instituição para o atendimento ao cliente nas 24 horas do dia.

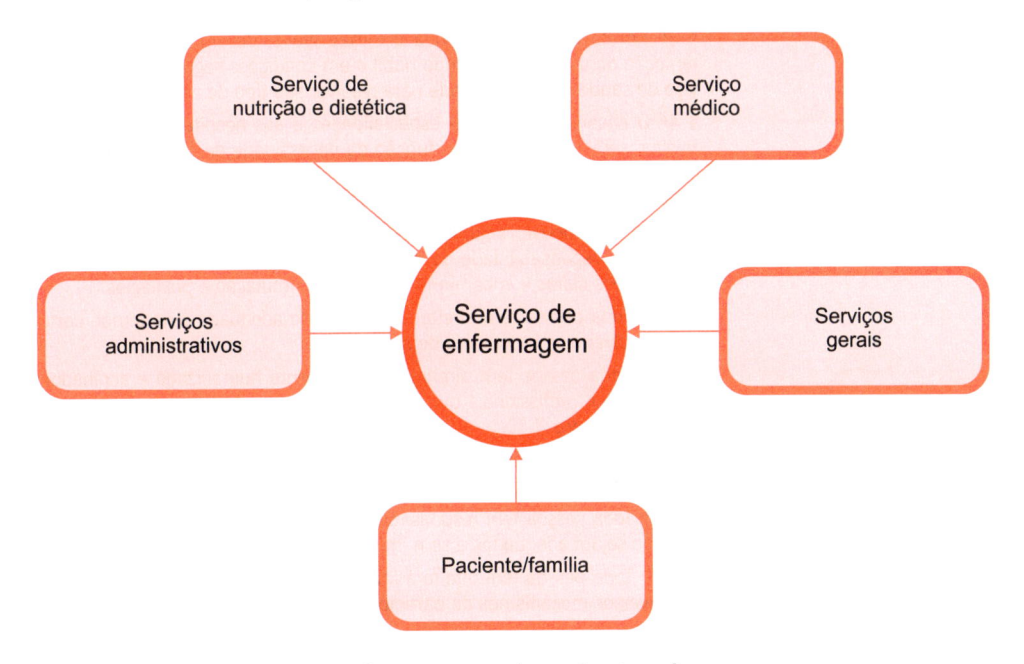

Figura 5.2 Organograma do serviço de enfermagem.

É fundamental o conhecimento, pela própria enfermagem, de sua importância dentro das organizações hospitalares, pois representa a maior parte da mão de obra dentre os serviços que compõem a estrutura hospitalar. É a equipe de enfermagem, por meio do contato direto e diário com o cliente, que apresenta a qualidade de atendimento que o cliente receberá e em que tipo de instituição está sendo assistido.

5.2 Direitos do cliente

De acordo com a Portaria nº 1.820, de 13 de agosto de 2009 (BRASIL, 2009), que dispõe sobre direitos e deveres dos usuários da saúde, o Ministério da Saúde resolve em seus artigos:

> Art. 1º Dispor sobre os direitos e deveres dos usuários da saúde nos termos da legislação vigente.
>
> Art. 2º Toda pessoa tem direito ao acesso a bens e serviços ordenados e organizados para garantia da promoção, prevenção, proteção, tratamento e recuperação da saúde.
>
> § 1º O acesso será preferencialmente nos serviços de Atenção Básica integrados por centros de saúde, postos de saúde, unidades de saúde da família e unidades básicas de saúde ou similares mais próximos de sua casa.
>
> § 2º Nas situações de urgência/emergência, qualquer serviço de saúde deve receber e cuidar da pessoa bem como encaminhá-la para outro serviço no caso de necessidade.
>
> § 3º Em caso de risco de vida ou lesão grave, deverá ser assegurada a remoção do usuário, em tempo hábil e em condições seguras para um serviço de saúde com capacidade para resolver seu tipo de problema.
>
> § 4º O encaminhamento às especialidades e aos hospitais, pela Atenção Básica, será estabelecido em função da necessidade de saúde e indicação clínica, levando-se em conta a gravidade do problema a ser analisado pelas centrais de regulação.
>
> § 5º Quando houver alguma dificuldade temporária para atender as pessoas é da responsabilidade da direção e da equipe do serviço, acolher, dar informações claras e encaminhá-las sem discriminação e privilégios.
>
> Art. 3º Toda pessoa tem direito ao tratamento adequado e no tempo certo para resolver o seu problema de saúde. [...]
>
> Art. 4º Toda pessoa tem direito ao atendimento humanizado e acolhedor, realizado por profissionais qualificados, em ambiente limpo, confortável e acessível a todos. [...]
>
> Art. 5º Toda pessoa deve ter seus valores, cultura e direitos respeitados na relação com os serviços de saúde. [...]
>
> Art. 6º Toda pessoa tem responsabilidade para que seu tratamento e recuperação sejam adequados e sem interrupção. [...]
>
> Art. 7º Toda pessoa tem direito à informação sobre os serviços de saúde e aos diversos mecanismos de participação. [...]
>
> Art. 8º Toda pessoa tem direito a participar dos conselhos e conferências de saúde e de exigir que os gestores cumpram os princípios anteriores. [...]
>
> Art. 9º Os direitos e deveres dispostos nesta Portaria constitui em a Carta dos Direitos dos Usuários da Saúde.
>
> Parágrafo único. A Carta dos Direitos dos Usuários da Saúde deverá ser disponibilizada a todas as pessoas por meios físicos e na internet, no seguinte endereço eletrônico: www.saude.gov.br. [...]

CAPÍTULO 6

Anotações e Registros de Enfermagem

Considerações iniciais

Neste capítulo veremos os itens indispensáveis a serem anotados pelos profissionais da enfermagem durante o período em que o cliente permanece sob seus cuidados. As anotações são fundamentais para que se possa conhecer o que está ocorrendo com o cliente durante a internação, quais são os cuidados e as intervenções executados, o tempo de permanência hospitalar, as necessidades, as características e a evolução.

Os dados registrados são internos, sendo um norte aos profissionais de saúde envolvidos no atendimento. As anotações são registros importantes, mas, devido à responsabilidade sobre a segurança no atendimento ao cliente, esses registros têm de representar mais do que um meio de comunicação interna; eles devem fornecer uma base de dados completa e amparada ao que determina a lei.

6.1 Anotações de enfermagem

A enfermagem permanece 24 horas junto ao cliente, tendo pleno conhecimento acerca de cada cliente por meio das observações feitas durante todo o período.

É preciso lembrar que o prontuário do cliente é um documento legal, que deve ser preenchido com todos os dados referentes à sua internação. Toda a assistência de enfermagem deve ser anotada para registrar todos os cuidados prestados durante sua hospitalização.

O técnico e o auxiliar de enfermagem têm as informações mais precisas sobre os clientes, pois permanecem por todo período ao lado deles.

O preenchimento do prontuário também tem grande significado mediante a verificação de serviços de auditoria em saúde, pois as anotações de enfermagem são analisadas pelos enfermeiros auditores para verificação e confrontação com as cobranças hospitalares.

Anotações quanto ao estado mental:
- a) Identificar estado de alerta ou consciência: responde imediata e corretamente aos estímulos.
- b) Identificar estado de sonolência ou letargia: responde lentamente ou de forma incompleta aos estímulos.
- c) Identificar torpor: precisa de estímulo contínuo e rígido para responder.
- d) Identificar estado de semicoma: não está respondendo aos estímulos dolorosos superficiais, mas apresenta reflexos motores.
- e) Identificar coma: não responde nem mesmo aos estímulos dolorosos profundos.

Anotações quanto ao estado de orientação:
- a) Identificar desorientação quanto ao tempo ("crono").
- b) Identificar desorientação quanto ao lugar e pessoas ao redor de si ("alo").
- c) Identificar desorientação quanto a si mesmo ("auto").

Anotações quanto ao humor:
- a) Identificar se o cliente está apático, alegre, tenso, tranquilo, calmo, excitado, agitado, irritado, ansioso, aflito, triste, eufórico, deprimido.

Anotações quanto às condições físicas:
- Crânio
    - a) Identificar anormalidades como hematomas, afundamentos, edema, assimetria, perímetro cefálico.
    - b) Identificar fontanela deprimida ou abaulada.

c) Identificar lesões, descamação, sensibilidade em couro cabeludo.

d) Identificar condições de higiene, textura, pigmentação e implantação dos cabelos.

- Face

    a) Verificar acuidade visual de perto, de longe etc.

    b) Verificar sensibilidade à luz.

    c) Verificar presença de secreção.

- Globo ocular

    a) Verificar saliência ou protrusão, exoftalmia.

    b) Verificar encovamento ou depressão, enoftalmia.

    c) Verificar o uso de prótese ocular.

- Conjuntiva oulerótica

    a) Observar coloração (icterícia, cianose, vermelhidão etc.).

    b) Observar midríase, anisocoria, miose, nistagmo, fotofobia e outras características das pupilas.

    c) Observar as condições das pálpebras, ptose, edema, coloração.

- Nariz

    a) Identificar ausência de olfato.

    b) Identificar congestão nasal.

    c) Observar presença e características de secreções.

    d) Observar presença de lesões.

- Boca

    a) Verificar se os lábios são assimétricos ou não.

    b) Observar coloração, se cianótica, pálida.

    c) Verificar sinais de hiperemia, presença de fissuras, lesões.

    d) Observar aspecto das mucosas, coloração, lesões.

    e) Verificar condições dos dentes, conservação, ausência de dentes, uso de próteses.

    f) Observar sangramentos nas gengivas, coloração, edema, secreções, retração.

- Pescoço
    a) Verificar assimetria ou não.
    b) Identificar aumento na tireoide.
    c) Identificar pulsações incomuns e ingurgitamento vascular.
    d) Verificar a presença de restrição de movimentos.
- Tórax
    a) Verificar assimetria.
    b) Observar se há saliências ou retrações intercostais.
    c) Observar a presença de lesões e manchas.
    d) Verificar se há desvios como cifose, lordose, escoliose.
- Mama
    a) Observar cor e assimetria.
    b) Observar posição ou retração dos mamilos.
    c) Verificar a presença de lesões como fissuras.
    d) Observar edema, ingurgitamento e tamanho.
- Abdome
    a) Verificar se há sensibilidade à palpação e qual é a localização, intensidade da dor, irradiação, tipo e duração da sensação dolorosa.
    b) Verificar a consistência: se flácido, globoso, timpânico, maciço, mole, em tábua.
    c) Verificar se é plano, protuberante, escafoide, proeminências e hérnias.
    d) Verificar a presença de pulsações.
    e) Observar se há peristaltismo visível, timpanismo e ruídos.
- Membros
    a) Observar deformidades musculares ou ósseas.
    b) Verificar a presença de restrição de movimentos.
    c) Observar se há varizes, lesões, edema.
    d) Sentir temperatura e pulsações.
    e) Observar a força muscular apertando as mãos do cliente, solicitando que aperte objetos.
    f) Verificar deformidades e ausência de dedos ou do próprio membro.

- Genitália masculina
    - a) Observar a distribuição de pelos pubianos, glande e meato urinário.
    - b) Verificar a presença de ulcerações, cicatrizes e secreção.
    - c) Observar se há úlceras, edemas, tumorações, assimetria, hiperemia, edema na bolsa escrotal.
- Genitália feminina
    - a) Observar a distribuição de pelos pubianos, monte pubiano, grandes e pequenos lábios.
    - b) Verificar se há ulcerações, nódulos, edema, secreções com característica e odor no clitóris, meato urinário, períneo, grandes e pequenos lábios.
- Região perianal, reto e ânus
    - a) Ver a presença de úlceras, sangramento, lesões, secreções, hiperemia.

Anotações quanto às necessidades diárias:
- Higiene
    - a) Identificar se o tipo de banho é de leito, aspersão, imersão, com ajuda ou não.
    - b) No banho, sempre verificar as condições da pele do cliente.
- Eliminações

    Verificar as eliminações vesicais nos seguintes aspectos:
    - a) Odor: *sui generis*, fétida, amoniacal.
    - b) Cor: se límpida ou turva, avermelhada.
    - c) Volume: durante as 24 horas do dia, e há casos que em intervalos de 2/2 horas.
    - d) Frequência: número de vezes em que ocorrem e intervalo.
    - e) Depósitos: identificar a coloração.
    - f) Dor: verificar se há presença de dor no ato de urinar e em qual fase da micção.
    - g) Dificuldade: identificar o grau de dificuldade para urinar.

h) Verificar frequência, aspecto, quantidade e consistência pastosa, líquida, semipastosa e semilíquida das fezes.

i) Identificar se o cliente faz esforço para evacuar.

j) Verificar a presença de vermes, sangue, catarro e outros.

k) Se há presença de vômitos e quais são o volume, a cor, o odor e a consistência.

l) Verificar se há restos alimentares, se borra de café, bilioso ou amarelo.

m) Identificar a frequência dos vômitos.

n) Verificar, se escarro, a quantidade e o tipo, se seco ou fluido.

o) Identificar qual é o aspecto do escarro, se purulento ou sanguinolento.

p) Verificar a presença de sudorese.

q) Identificar a quantidade de sudorese, o odor e a característica, se fria e pegajosa.

- Sono e repouso

    a) Verificar a necessidade diária de sono.

    b) Identificar se o sono é tranquilo, agitado e se é necessário usar medicamentos.

    c) Verificar se o sono é contínuo.

    d) Identificar se há sonambulismo e soniloquismo (fala dormindo).

- Locomoção

    a) Identificar a forma de andar, se sozinho, com auxílio ou próteses.

    b) Identificar o tipo de marcha.

    c) Verificar a presença de paralisias, paresias e plegias:

        ▸ Paralisias: perda do movimento em determinado local.

        ▸ Paresias: capacidade de movimentar-se diminuída.

        ▸ Plegias: ausência de movimentos, podendo ser monoplegia, diplegia, tetraplegia, hemiplegia.

    d) Identificar as características dos movimentos convulsivantes.

- Apoio espiritual

    O profissional de enfermagem deve respeitar qualquer que seja a prática religiosa do cliente, sem discriminação:

a) Identificar se o cliente toca a campainha por diversas vezes sentindo-se só.

b) Verificar se apresenta medo e ansiedade ou até mesmo sentimento de culpa diante da doença.

c) Verificar se o cliente se restringe a realizar tratamentos em função da religião.

d) Apoiar o cliente e permitir a entrada de pessoas de sua religião para que o tranquilizem.

- Orientação

Muitas vezes estamos preocupados com a realização de técnicas e procedimentos. Diante disso, não podemos deixar esquecidas as informações sobre tudo o que ocorre com o cliente e tudo que será realizado, pois, somente assim, ele se sentirá seguro diante dos acontecimentos com sua vida durante o período de tratamento.

a) Verificar as experiências anteriores e as expectativas quanto ao tratamento.

b) Esclarecer dúvidas e orientar quanto a novos procedimentos.

- Melhorar a autoestima e a autoimagem

A doença é um choque e afeta o lado emocional do cliente, necessitando de atenção, afeto e apoio.

a) Verificar se o cliente apresenta sentimentos de inferioridade, desânimo, depressão, ansiedade e negativismo.

b) Estar sempre ao lado do cliente, dando apoio e passando sentimentos bons e positivismo.

- Comunicação

Por muitas vezes estarmos atarefados no dia a dia, não reservamos um tempo para aqueles clientes que denominamos "falantes". É preciso ficar atento a isso, pois geralmente são clientes carentes que, no período de tratamento, necessitam de alguém que os escute e compreenda para evoluir positivamente.

Identificar dificuldades de comunicação como:

a) línguas e idiomas;

b) diferenças culturais;

c) distúrbios de fala.

- Recreação e lazer

    Mesmo internado, o cliente tem o direito, se tiver condições, de ter momentos de lazer.

    d) Verificar o tipo de atividade de que gosta, que esteja dentro de suas possibilidades físicas e da instituição hospitalar.

    a) Observar se participa ativa ou passivamente de encontros com outros clientes.

    b) Verificar como se manifesta durante as atividades.

    c) Identificar se apresenta sinais de medo, recusa, preocupação.

- Integridade cutânea

    Verificar as condições da pele:

Características	Lesões primárias	Lesões secundárias
Áspera ou lisa	Bolhas	Atrofias
Desidratada ou edemaciada	Máculas	Cicatrizes
Fria ou quente	Nódulos	Crostas
Presença de pelos ou penugem	Pápulas	Escamas
Sensível à palpação	Placas	Escoriações
Úmida ou seca	Tumores	Fissuras
	Urticárias	
	Vesículas	

Outras podem ser acnes, verrugas, púrpura, seborreia, petéquias, equimoses, hematomas, intertrigo.

Saiba mais

A seguir, conheça algumas das lesões de pele mais comuns:

Lesões primárias	Lesões secundárias
Ampola Vesícula grande, maior que 0,5 cm.	**Atrofia** Perda de determinada porção da pele.
Mácula Área lisa com alterações de coloração sem depressões ou elevações.	**Cicatriz** Excesso de produção de colágeno que surge após a cicatrização de uma lesão.
Nódulo Elevação sólida de 0,5 cm a 1 cm de diâmetro que se estende mais profundamente na derme em comparação à pápula.	**Crosta** Exsudato seco sobre a pele.
Pápula Elevação sólida menor que 0,5 cm de diâmetro.	**Erosão** Perda da epiderme que não se estende até a derme.
Placa Superfície plana elevada que se encontra onde as pápulas, nódulos ou tumores se aglutinam.	**Escama** Camadas córneas de epiderme mortas.
Tumor Massa sólida com 1,0 cm.	**Fissura** Fenda que se forma na pele.
Urticária É um tipo de placa, pois surge um edema transitório na derme.	**Úlcera** Área de destruição de toda a epiderme.

- Oxigenação

É preciso identificar pela observação e pelo exame físico do cliente os tipos de respiração do cliente e o uso de gases ou aparelhos.

a) Verificar os tipos de respiração (costal superior, costal inferior, abdominal ou diafragmática) e a frequência respiratória.

b) Observar se a amplitude é superficial, profunda ou normal.

c) Observar se o ritmo é regular ou irregular.

d) Observar se há ruídos ao respirar (roncos ou estertores; sibilos) e identificar dor, seu local e sua região.

e) Verificar a intensidade da dor (suportável, se há manifestações verbais ou não, se gemente ou gritante, se a dor é crescente).

f) Verificar se a duração da dor é contínua ou intermitente. Identificar se há irradiação da dor para outros locais.

g) Verificar os tipos de dor (em pontada, agulhada, compressiva ou constringente).

h) Nos casos de presença de tosse, identificar o tipo de tosse (seca, com expectoração, produtiva, noturna ou matutina) e em que posição a tosse ocorre (em pé, deitado, durante uma respiração profunda). Ainda, verificar a duração (paroxística, dias seguidos). Identificar a necessidade e o uso prescrito pelo médico de oxigênio, observando se ele facilita ou não a respiração.

6.2 Registros de enfermagem

Os registros de enfermagem devem ser feitos no prontuário do cliente, sendo esse um documento com valor legal tanto para cliente, família, profissionais envolvidos e instituição de saúde.

É dever do profissional de saúde registrar de forma clara, legível e com identificação do executante todos os cuidados prestados ao cliente, pois esse registro, no futuro, poderá ser seu argumento "escrito" para até mesmo uma defesa em processos nos casos de denúncias.

Especificamente com relação à equipe de enfermagem, citamos duas regulamentações legais para a prática dos registros, que são importantes para o conhecimento do profissional de enfermagem:

a) Decreto nº 50.387, de 28 de março de 1961 (BRASIL, 1961), que regulamenta a Lei nº 2.604/1955, do exercício profissional de enfermagem, dispõe, em seu Art. 14, inciso c: "são deveres de todo o pessoal de enfermagem: manter perfeita anotação nas papeletas clínicas de tudo quanto se relacionar com o cliente e com a enfermagem."

b) Decisão Coren-SP, DIR/001/2000, artigo 1, resolve: "O registro deve ser claro, objetivo, preciso, com letra legível e sem rasuras."

CAPÍTULO 7

Rotinas de Enfermagem

Considerações iniciais

Neste capítulo são descritos os modelos de rotinas de execução de ações e os procedimentos de enfermagem em algumas unidades hospitalares, de modo a sugerir uma sequência no desenvolvimento das atividades realizadas pela enfermagem.

As rotinas se caracterizam por um conjunto de ações ordenadas que fazem parte de um processo a ser desenvolvido pela execução de ações repetidas, realizadas com frequência. A palavra rotina é definida como: "caminho já trilhado e sabido; hábito de fazer as mesmas coisas ou sempre da mesma maneira; prática constante [...]" (TARJA, 1997).

As atividades assistenciais são todas aquelas relacionadas ao cuidado direto ao cliente, desde a execução de um banho à realização de um curativo. De cuidados simples aos mais complexos, são as ações técnicas que, por motivos alheios à nossa vontade, ou por ela própria, são muitas vezes ou em sua maior parte executadas pelo profissional técnico de enfermagem.

7.1 Rotinas das unidades de internação

Com relação à admissão do cliente:

Clínico	Em Pronto Atendimento
- Receber o cliente na unidade de internação e apresentar-se como enfermeiro responsável pela unidade de internação hospitalar. - Conferir o prontuário quanto ao nome completo do cliente, número do leito, registro hospitalar. - Conferir o preenchimento completo dos cabeçalhos dos impressos. - Apresentar o cliente aos funcionários da unidade de internação. - Apresentar a unidade de internação ao cliente. - Acompanhar o cliente ao quarto no qual permanecerá internado. - Verificar os sinais vitais. - Fazer admissão do cliente no impresso próprio destinado às anotações de enfermagem com horário da admissão, motivo da internação, sinais vitais, apresentação do cliente, dados referidos pelo cliente sobre seu histórico de saúde, alergia, medicações em uso, outros. - Marcar admissão no censo, ou planilha de controle, da unidade de internação. - Comunicar o serviço de nutrição e dietética sobre a internação, informar nome e leito do cliente. - Encaminhar pedidos de exames, se houver, aos setores competentes. - Organizar prontuário para facilitar o manuseio pela própria enfermagem. - Em caso de clientes cirúrgicos, checar no momento da internação o mapa de cirurgia e o preparo pré-cirúrgico. - Em caso de clientes cirúrgicos, comunicar ao seu médico assistente sobre a internação.	- Receber o cliente no Pronto Atendimento. A triagem dos clientes que aguardam atendimento é fundamental para o bom andamento dessa unidade, pois, muitas vezes, alguns clientes representam um mal-estar que, na verdade, não é algo tão grave diante dos sintomas de outros. O ideal é ter um enfermeiro que faça esse trabalho. - Orientar o cliente e o acompanhante sobre as rotinas da unidade. - Acomodar o cliente. - Verificar sinais vitais. - Fazer admissão conforme rotina geral. O ideal é que haja sistematização da assistência de enfermagem, assim o enfermeiro levantará o histórico do cliente e, de acordo com sua avaliação, poderá até mesmo realizar as prescrições de enfermagem. - Executar a prescrição médica. - Comunicar o médico plantonista sobre as alterações e/ou resultado de exames que forem solicitados.

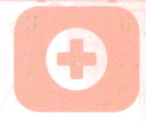

No Centro Cirúrgico	Em Unidade de Terapia Intensiva
<ul><li>Receber o cliente na entrada da unidade de Centro Cirúrgico.</li><li>Identificar-se para tranquilizar o cliente.</li><li>Conferir se foram retirados próteses e objetos pessoais.</li><li>Admitir o cliente em impresso próprio do Centro Cirúrgico.</li><li>Conferir o prontuário do cliente (nome, tipo de cirurgia, todos os exames anexos).</li><li>Conferir o preparo pré-cirúrgico.</li><li>Encaminhar o cliente à sala de operação.</li><li>Transferir o cliente de maca (maca transfer).</li><li>Posicionar o cliente na mesa de operação.</li><li>Monitorizar o cliente.</li><li>Puncionar veia periférica calibrosa, ou aguardar o anestesista conforme rotina do serviço.</li></ul>	<ul><li>Receber o cliente e identificar-se.</li><li>Identificar a equipe e o profissional que ficarão em contato direto com o cliente.</li><li>Conferir o prontuário quanto ao número do leito, o registro e o nome do cliente.</li><li>Orientar o cliente quanto à rotina da unidade, se houver condições.</li><li>Proceder à admissão: monitorização cardíaca, sinais vitais, controle de venóclise, Pressão Venosa Central (PVC), drenos, Pressão Arterial Média (PAM), Pressão Intracraniana (PIC) e outros.</li><li>Realizar as anotações de enfermagem.</li><li>Fazer o histórico de enfermagem (se possível, colher dados com a família).</li><li>Elaborar as prescrições de enfermagem.</li><li>Anotar a admissão no livro de registros.</li><li>Verificar exames e procedimentos que necessitam ser realizados.</li><li>Organizar prontuário.</li><li>Comunicar ao serviço de nutrição e dietética a internação.</li><li>Orientar a família quanto às rotinas da UTI.</li></ul>

O ideal é que a enfermagem da instituição realize a sistematização da assistência de enfermagem. Com isso, em vez de o enfermeiro fazer anotações gerais no impresso de anotações de enfermagem, ele realizará a coleta de dados para o preenchimento do histórico de enfermagem. As anotações podem ser efetuadas por um técnico ou auxiliar de enfermagem; já o histórico e a evolução são atividades privativas do enfermeiro.

Se o cliente for internado, orientar para que a família leve os pertences de valor e traga o necessário para uso pessoal.

Com relação à alta do cliente:

Clínico	Em Pronto Atendimento
- Conferir se a alta hospitalar está assinada pelo médico assistente do cliente no prontuário médico com data e horário. - Preencher o aviso de alta em duas vias em impresso próprio da instituição hospitalar. - Encaminhar o comunicado de alta hospitalar (primeira via) em impresso próprio da instituição para a recepção central. - Entregar ao familiar/responsável do cliente o aviso de alta (segunda via) e encaminhá-los à recepção central para que sejam orientados. - Aguardar o familiar/responsável para retirar o cliente. - Solicitar a limpeza do quarto em que o cliente esteve internado.	- Solicitar a presença do familiar/responsável para saída do cliente. - Orientar alta explicando sobre a receita médica, encaminhamentos e autocuidado. - Devolver pertences, se eles não foram entregues à família. - Anotar horário e apresentação do cliente no momento da alta. - Encaminhar prontuário e exames para a recepção do Pronto Atendimento.

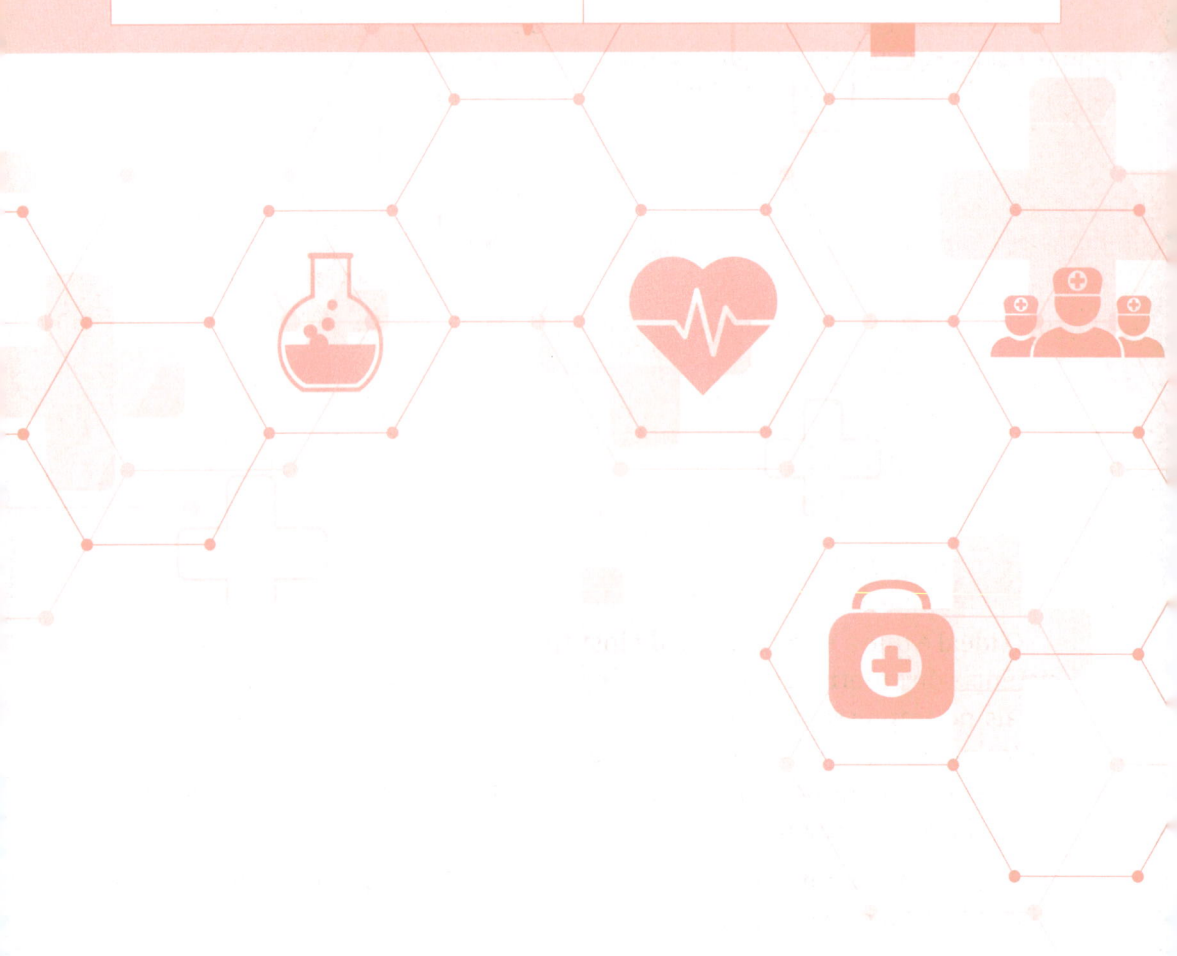

No Centro Cirúrgico	Em Unidade de Terapia Intensiva
- Verificar se a alta está anotada na prescrição médica. - Solicitar vaga na clínica de ordem. - Anotar a alta em um livro de registros. - Avisar recepção central sobre alta. - Orientar cliente sobre a alta (destino). - Organizar o prontuário. - Confirmar a liberação da vaga com a enfermeira da unidade de internação. - Retirar cliente do box. - Providenciar a limpeza terminal do box. - Recompor a unidade com vidro de aspiração, macronebulização, inspirador, materiais. - Testar equipamentos. - Arrumar o leito.	- Verificar se a alta está anotada na prescrição médica. - Solicitar vaga na clínica de ordem. - Anotar a alta em um livro de registros. - Avisar recepção central sobre alta. - Orientar cliente sobre a alta (destino). - Organizar o prontuário. - Confirmar a liberação da vaga com a enfermeira da unidade de internação. - Retirar cliente do box. - Providenciar a limpeza terminal do box. - Recompor a unidade com vidro de aspiração, macronebulização, inspirador, materiais. - Testar equipamentos. - Arrumar o leito.

Nunca permitir que o cliente se ausente desacompanhado do hospital. A enfermagem deve acompanhar o cliente até a porta de saída do hospital, mesmo que ele esteja em boas condições e acompanhado pela família.

Antes que o cliente seja encaminhado para a alta, é fundamental que a enfermagem forneça as orientações de alta, sendo elas:

- orientar o cliente e/ou familiares quanto ao prosseguimento do tratamento, da dieta e dos demais cuidados;
- entregar ao cliente os exames que não foram realizados no hospital e que ele próprio ou a família levou;
- entregar a receita médica e esclarecer dúvidas, se houver;
- entregar aos familiares os pertences do cliente e conferi-los. Caso os pertences dos clientes fiquem guardados em lugar próprio, orientar a família para que vá ao local de retirada de pertences;
- fazer anotação de enfermagem referente à saída do cliente, com data, hora, condições em que o cliente saiu, com qual acompanhante, quais exames levou e orientações que recebeu.

O cliente não deve ir embora em nenhuma situação sem a presença de um acompanhante.

Com relação à transferência do cliente:

Entre unidades	Para outras instituições	Do Centro Cirúrgico para a Unidade de Terapia Intensiva
- Entrar em contato com o enfermeiro da unidade de internação solicitada. - Informar ao enfermeiro da unidade solicitada as condições do cliente. - Anotar na folha de enfermagem a transferência do cliente, com data, horário, prontuário completo com suas devidas anotações de enfermagem e checagem dos medicamentos do dia e de dias anteriores. - Confirmar se o novo leito já está preparado antes de encaminhar o cliente. - Marcar a transferência no censo de controle da unidade. - Encaminhar o cliente e prontuário para o quarto. - Passar plantão para o enfermeiro da unidade e/ou auxiliar de enfermagem (comunicar alergias e exames a serem realizados). - Auxiliar na acomodação do cliente na outra unidade. - Solicitar limpeza terminal do leito desocupado. - Avisar o médico responsável pelo cliente sobre sua transferência. - Avisar a recepção central o novo destino do cliente, nome completo, número do leito e unidade de internação. - Comunicar a família sobre a transferência ou solicitar que o serviço de recepção comunique.	- Verificar a solicitação de transferência no prontuário médico, com assinatura do médico assistente e confirmação do contato de vagas entre os médicos de ambas as instituições. As vagas somente são negociadas entre médicos. - Solicitar à central de vagas a transferência para que ela faça os devidos contatos. - Aguardar o retorno da central de vagas e do serviço social sobre a transferência e o transporte, se o cliente for conveniado do Sistema Único de Saúde (SUS). Caso o convênio seja particular, a rotina será conforme contrato do usuário. - Anotar no prontuário do cliente: hora, condições do cliente e acompanhantes na transferência. - Enviar junto com o cliente o relatório do médico que assistiu o cliente durante a internação na instituição. - Transportar o cliente para a ambulância na presença de um familiar e de profissionais da enfermagem, não importando o grau de gravidade do cliente. - Organizar prontuário médico e verificar se está completo. - Encaminhar o prontuário médico para o faturamento do hospital. - Providenciar a limpeza do leito do cliente transferido. - Comunicar à família que procure posteriormente o cliente, sobre a transferência. - Comunicar à recepção a saída do cliente.	- Solicitar a vaga à enfermeira da Unidade de Terapia Intensiva. - Comunicar ao enfermeiro da Unidade de Terapia Intensiva o término do procedimento cirúrgico. - Verificar se foram realizadas todas as anotações de enfermagem no prontuário do cliente e conferir se há algo a acrescentar nos diagnósticos e prescrições de enfermagem para o pós-operatório imediato. - Organizar prontuário. - Transportar o cliente junto com o anestesista para a Unidade de Terapia Intensiva. - Auxiliar na acomodação do cliente. - Entregar o prontuário e o cliente aos cuidados da equipe da Unidade de Terapia Intensiva.

O encaminhamento do cliente ao exame radiológico deve seguir os seguintes critérios:

- conferir a solicitação do raio X na folha de prescrição médica;
- receber o pedido de raio X devidamente preenchido e carimbado pela equipe médica;
- anotar o número do leito, do quarto e do setor;
- encaminhar o pedido de raio X ao setor competente;
- aguardar chamada do cliente ao exame;
- encaminhar o cliente ao setor de raio X;
- avisar a enfermagem da unidade responsável pelo cliente quanto ao término do exame;
- aguardar a entrega da radiografia devidamente identificada;
- retornar à unidade com o cliente;
- guardar a radiografia em local próprio;
- anotar no prontuário.

Com relação ao exame radiológico do cliente:

Clínico	Em Unidade de Terapia Intensiva
- Conferir a solicitação do raio X na folha de prescrição médica. - Receber o pedido de raio X devidamente preenchido e carimbado pela equipe médica. - Conferir a solicitação de realização no leito no pedido. - Encaminhar o pedido ao setor de RX. - Aguardar a realização do exame. - Colocar junto ao prontuário.	- Verificar se o pedido de raio X no leito está corretamente preenchido e anotado na folha de prescrição médica. - Encaminhar o pedido ao raio X. - Aguardar realização do exame. - Colocar a radiografia junto com o prontuário do cliente. - Determinar um horário, em consenso com o raio X, para os exames diários de rotina.

Com relação ao exame laboratorial do cliente:

Clínico	Em Unidade de Terapia Intensiva
- Conferir a solicitação do exame na prescrição médica. - Receber o pedido de exame devidamente preenchido e carimbado pela equipe médica. - Aguardar coleta pelo setor de laboratório, conforme o horário estabelecido na instituição hospitalar como rotina. - Conferir juntamente com o laboratório os exames colhidos de acordo com os pedidos. - Colocar os resultados no prontuário médico do cliente.	**Rotina** - Verificar se o pedido de exame está devidamente preenchido e anotado em folha de prescrição médica. - Definir junto com o laboratório o melhor horário de coleta de exames de rotina. - Encaminhar os exames junto com a solicitação ao laboratório. - Conferir junto com o laboratório os exames colhidos de acordo com o pedido. - Aguardar entrega do resultado conforme a rotina. - Conferir o recebimento dos resultados. - Colocar os resultados no prontuário do cliente. **Urgência** - Verificar o pedido de exame preenchido e prescrito. - Colher o material. - Encaminhar ao laboratório, comunicando a "URGÊNCIA", o material junto com o pedido. - Ligar para verificar se o exame está pronto. - Retirar o resultado no laboratório. - Comunicar ao médico. - Arquivar o resultado no prontuário do cliente.

Os exames realizados no decorrer do plantão, sendo ou não casos de emergência, devem ser colhidos pela enfermagem da unidade e encaminhados ao laboratório.

Aos domingos e feriados, os exames devem ser colhidos pela enfermagem e encaminhados ao laboratório, se não houver plantão de coleta.

Caso os valores estejam alterados, comunicar imediatamente o médico assistente.

Com relação à solicitação de exame de sangue ou derivados para transfusão do cliente:

Clínico	Em Unidade de Terapia Intensiva
- Conferir a solicitação do sangue e/ou derivados na folha de prescrição médica. - Conferir se o profissional médico preencheu o CID-10 no pedido. - Receber o pedido de sangue e/ou derivados devidamente preenchido e carimbado pelo médico em duas vias. - Colher amostra do cliente para tipagem (colher 5 mL de sangue em vidro estéril). - Anotar a hora, o local da coleta e o envio ao banco de sangue. - Encaminhar amostra ao banco de sangue juntamente com o pedido. - Aguardar a instalação da bolsa pelo funcionário do banco de sangue. - Conferir o nome do cliente e o tipo sanguíneo. - Controlar a infusão rigorosamente nos casos de o profissional do banco de sangue não permanecer na unidade durante este período. - Solicitar o banco de sangue ao término da transfusão para a retirada da bolsa.	- Verificar o pedido devidamente preenchido e anotado em folha de prescrição médica. - Verificar a urgência. - Colher a amostra de sangue para tipagem em vidro estéril (mínimo de 5 mL) e identificar corretamente o frasco de coleta. - Encaminhar a amostra para o banco de sangue. - Aguardar a bolsa solicitada. - Conferir o nome do cliente e o tipo de sangue. - Realizar o procedimento de instalação da hemotransfusão. - Controlar transfusão conforme procedimento. - Nos casos de reação, como tremores, sudorese, palidez, suspender a infusão e comunicar ao banco de sangue e ao médico responsável.

Observe durante a infusão se ocorrem as seguintes reações adversas:

- aumento de temperatura;
- tremores;
- prurido;
- edema de face (pálpebras);
- hiperemia.

Caso aconteça quaisquer desses sinais, desligue a infusão e comunique imediatamente o banco de sangue e o médico assistente do cliente.

Com relação à solicitação de psicotrópicos ao cliente:

Clínico	Em Unidade de Terapia Intensiva
- Encaminhar à farmácia a receita médica. - Retirar o psicotrópico da farmácia e guardar em local próprio após conferência. - Conferir a data de validade do psicotrópico em estoque. - Manter o estoque de psicotrópico sob a responsabilidade da enfermeira. - Controlar rigorosamente a entrada e saída desses medicamentos do estoque.	- Verificar se o pedido está corretamente preenchido e prescrito. - Encaminhar o pedido à farmácia. - Aguardar psicotrópicos solicitados. - Conferir diariamente estoque de psicotrópicos, número de ampolas utilizadas, para quais clientes e a necessidade de reposição. Isso deve preferencialmente ser feito pelo enfermeiro da unidade para haver um controle efetivo do medicamento.

Com relação à solicitação de material de consumo:

Clínico	Em Unidade de Terapia Intensiva
- Verificar o estoque da unidade. - Listar o material necessário fazendo uma previsão de gastos semanal. - Preencher em impresso próprio o material a ser pedido. - Encaminhar o pedido ao almoxarifado no dia da semana preestabelecido, fixo, podendo haver variações entre unidades de internação para não haver sobrecarga no serviço de almoxarifado. - Aguardar a entrega do material no dia preestabelecido após solicitação. - Conferir o material no ato do recebimento. - Guardar o material em lugar próprio.	- Verificar o estoque diariamente. - Fazer a prescrição de gastos semanal. - Solicitar a reposição do estoque em dia preestabelecido. - Aguardar o recebimento do material no dia preestabelecido. - Conferir o material recebido. - Guardar o material em lugar apropriado.

Caso seja feriado na data do pedido, ele deve ser encaminhado no dia anterior ao estabelecido.

Com relação à solicitação de manutenção de equipamentos:

Clínico	Em Unidade de Terapia Intensiva
- Identificar o equipamento que necessita de conserto. - Preencher em impresso próprio, a ordem de serviço. - Encaminhar a ordem de serviço com o equipamento à manutenção. - Anotar a saída do equipamento (nome, patrimônio, defeito). - Aguardar o retorno do equipamento da manutenção. - A solicitação de conserto para bombas de infusão, respiradores e outros deve ser feita em impresso próprio e encaminhada para o serviço de manutenção externo, se não houver manutenção própria.	- Identificar o equipamento que necessita de conserto. - Preencher em impresso próprio a ordem de serviço. - Encaminhar o pedido junto com o equipamento para manutenção. - Aguardar o equipamento. - Checar o conserto feito pela manutenção.

Com relação à solicitação de material ao centro de material esterilizado:

Clínico	Em Unidade de Terapia Intensiva
- Passar nas unidades de enfermagem nos períodos manhã-tarde. - Checar a validade do material estéril e se há material suficiente para atender à demanda da unidade no período. - Repor o material usado. - Encaminhar todo o material ao centro de material esterilizado. - Controlar a quantidade usada por cada unidade e adequar a reposição do material de acordo com a necessidade de cada unidade.	- Verificar no início do plantão se há material estéril disponível (pacote de curativo, punção etc.). - Recolher o material usado. - Lavar o material no expurgo. - Empacotar o material e identificar. - Encaminhar material à central de material esterilizado. - Recolher o material estéril. - Repor à UTI. - Verificar se há material com data de esterilização vencida e providenciar a troca.

Com relação à solicitação de manutenção predial é preciso:

- identificar a unidade de manutenção;
- preencher em impresso próprio a ordem de serviço;
- encaminhar o pedido à manutenção;
- orientar o funcionário da manutenção na unidade;
- checar o conserto realizado pela manutenção e assinar protocolo de prestação de serviço.

Os materiais, os medicamentos e os equipamentos necessários para um atendimento de emergência devem estar organizados e completos para uso, sem haver erros, pois no momento do atendimento de emergência o descumprimento dessa rotina coloca em risco a vida do cliente.

Com relação ao atendimento do cliente:

Em consultório	Na sala de emergência	Na sala de inalação e medicação
• Aguardar a chamada do cliente pelo médico. • Verificar sinais vitais. • Após consulta, executar prescrições médicas. • Colher exames laboratoriais e encaminhá-los, se solicitados. • Observar o cliente e comunicar alterações ao médico plantonista. • Anotar no prontuário médico: hora, apresentação do cliente, gastos de materiais, exames realizados e outros. • Organizar o consultório para o próximo atendimento.	• Receber o cliente. • Avaliar seu estado geral. • Verificar sinais vitais. • Solicitar presença do médico. • Providenciar acesso venoso de grande calibre. • Auxiliar o médico nos procedimentos. • Executar a prescrição médica. • Retirar os pertences do cliente, identificar e encaminhar para a família que o aguarda. Caso esteja sem acompanhantes, guardar em lugar seguro ou encaminhar para setor próprio de guarda de pertences. • Encaminhar as solicitações de exames ao setor de ordem. • Realizar anotações de enfermagem, colher dados com familiares e preencher o histórico e prescrição de enfermagem para internação. • Verificar se todas as anotações estão corretas e o débito de gastos preenchidos, antes de encaminhar o cliente para outra unidade. • Encaminhar o cliente para outra unidade, após negociada a vaga com o setor de destino, conforme solicitação médica. • Certificar-se de que a vaga está pronta e o leito está liberado para a transferência. • Avisar os familiares. • Organizar a sala de atendimento de emergência, repondo e conferindo todo material.	• Recepcionar o cliente na sala. • Preparar e administrar a medicação conforme prescrição médica. • Checar o procedimento em ficha de atendimento e anotar os gastos de materiais. • Anotar reações do cliente. • Aguardar reavaliação médica. • Checar prescrição de alta hospitalar. • Após reavaliação, liberar o cliente para alta. • Organizar a sala para o próximo atendimento.

Com relação ao encaminhamento do cliente:

Para a unidade de internação	Do Pronto Atendimento para a Unidade de Terapia Intensiva	Para o Centro Cirúrgico
• Verificar a solicitação de internação feita na ficha de atendimento ambulatorial. • Orientar a família para que providencie a internação na recepção central e entregue-a novamente no pronto atendimento. • Ligar para o andar de internação e confirmar o quarto e o leito com o enfermeiro responsável. • Comunicar ao enfermeiro as condições do cliente. • Fazer anotações de enfermagem e organizar o prontuário. • Acondicionar os pertences junto ao cliente e entregar os de valor à família. • Avisar a recepção do Pronto Atendimento o destino do cliente. • Encaminhar o cliente com prontuário à unidade de internação. • Passar o plantão para o enfermeiro e o auxiliar de enfermagem da unidade. • Realizar a limpeza do leito do cliente para o próximo atendimento.	• Verificar a solicitação de internação feita na ficha de atendimento ambulatorial. • Orientar a família para que providencie a internação na recepção central. • Comunicar à enfermeira da unidade de terapia intensiva sobre as condições do cliente. • Realizar anotações de enfermagem, o histórico e a prescrição de enfermagem. • Organizar o prontuário médico e checar o débito de gastos. • Aguardar a liberação do leito da UTI pelo enfermeiro responsável. • Avisar a recepção do Pronto Atendimento o destino do cliente. • Encaminhar o cliente à UTI após liberação pela enfermeira responsável. • Passar o caso para o enfermeiro. • Entregar prontuário médico e exames realizados. • Auxiliar na acomodação do cliente. • Realizar a limpeza do leito desocupado.	• Verificar a solicitação de internação feita na ficha de atendimento ambulatorial. • Comunicar à família sobre a cirurgia. • Encaminhar a família para efetuar a internação na recepção central. • Comunicar à enfermeira do Centro Cirúrgico o procedimento a ser realizado para que prepare a sala de operação. • Efetuar o preparo pré-operatório. • Fazer anotações de enfermagem e histórico. A prescrição será feita no centro cirúrgico para o pós-operatório imediato. • Encaminhar o cliente ao Centro Cirúrgico após liberação pelo enfermeiro responsável. • Entregar pertences à família do cliente.

Para os pedidos de exames diagnósticos (tomografia e ultrassonografia) é necessário:

- checar na ficha de atendimento e solicitação do exame;
- verificar preenchimento da folha de solicitação do exame;
- levar a ficha de atendimento do cliente com a solicitação do exame para seu cadastramento;
- verificar o preparo necessário para o exame;
- aguardar a chamada do cliente para o exame pelo setor que vai realizá-lo;
- anotar na ficha de atendimento a realização do exame.

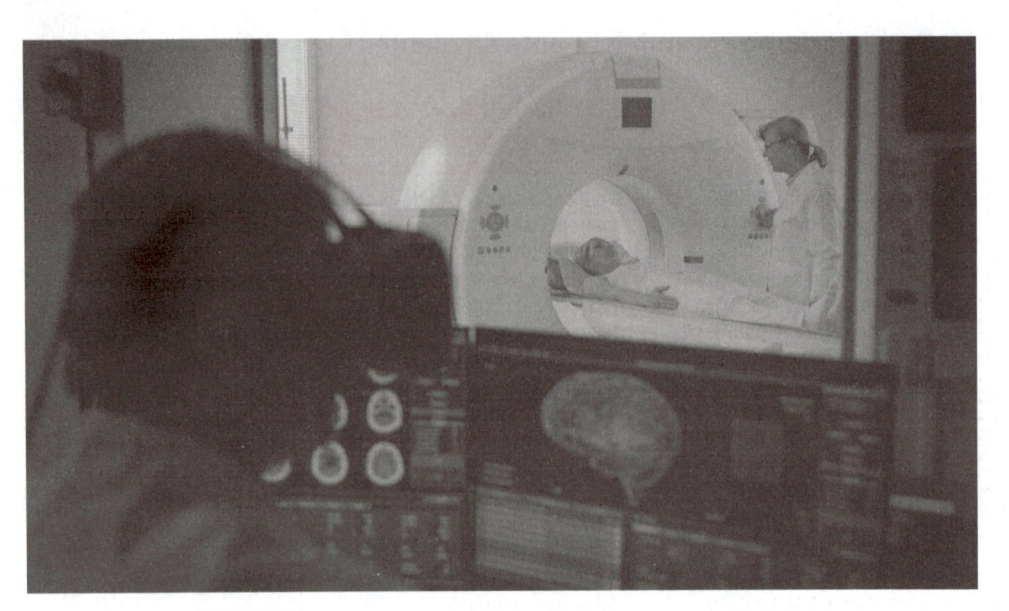

Figura 7.1 A tomografia computadorizada deve ser solicitada após avaliação do neurologista, e somente ele pode solicitá-la.

Para encaminhar o material do Centro Cirúrgico para Exame Anatomopatológico, é necessário:

- comunicar o laboratório externo ou interno sobre os exames a serem realizados (enviar diariamente o mapa cirúrgico);
- colocar o material em recipiente próprio junto com o pedido de exame (nos casos de material não congelado, colocá-lo em vidro com formol a 10%);
- aguardar o recolhimento do material/rotina pelo laboratório;
- protocolar a saída do material;
- anotar o número de peças de cada cliente;
- conferir os pedidos com o material a ser encaminhado;
- aguardar o resultado do exame.

O agendamento de cirurgia adota os critérios a seguir:

- receber as solicitações de cirurgia feitas pelo médico cirurgião, pessoalmente ou por escrito;
- comunicar ao médico quanto à impossibilidade de agendamento;

- relacionar os pedidos conforme escala de plantão dos cirurgiões;
- confeccionar o mapa cirúrgico;
- encaminhar uma via do mapa para cada unidade.

Com relação ao transporte do cliente pelo Centro Cirúrgico, deve-se:

- transportar os clientes para cirurgia conforme o mapa cirúrgico e solicitação da enfermeira do Centro Cirúrgico;
- observar se o cliente está sem objetos pessoais e com roupa cirúrgica;
- comunicar a enfermagem da unidade se o cliente não estiver preparado para ser transportado;
- colocar o cliente na maca;
- pegar o prontuário completo do cliente;
- encaminhar o cliente para o Centro Cirúrgico.

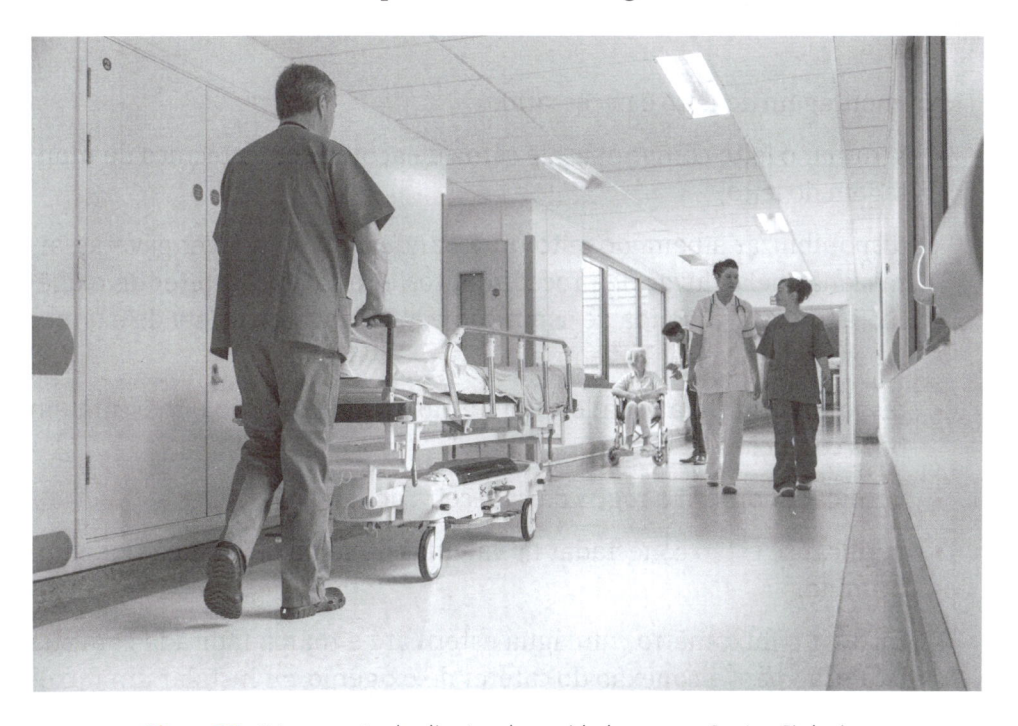

Figura 7.2 O transporte de clientes das unidades para o Centro Cirúrgico e vice-versa é feito por um funcionário específico do CC (maqueiro). Ele está apto a transportar os clientes e não prestar cuidados de enfermagem.

Há critérios que devem ser seguidos para o preparo de uma cirurgia. São eles:

Pré-operatório (véspera)	Pré-operatório (dia)
• Orientar o cliente e a família quanto à cirurgia. • Iniciar jejum conforme prescrição médica. • Preparar o material para a realização dos procedimentos médicos prescritos (enteroclisma, fleet enema, tricotomia). • Delimitar a área a ser tricotomizada conforme o manual de tricotomia da instituição e confirmar com o médico, se necessário. • Confirmar no banco de sangue o pedido de reserva. • Colher outros exames solicitados e encaminhar ao laboratório. • Conferir exames trazidos de casa.	• Orientar o banho. • Checar banho e tricotomia (horário ideal, uma hora antes da cirurgia). • Verificar os sinais vitais. • Orientar o esvaziamento da bexiga. • Retirar próteses e objetos pessoais e identificá-los com nome, data, RG, telefone, endereço. • Colocar a roupa cirúrgica. • Administrar o pré-anestésico conforme prescrição médica. • Checar o pré-anestésico. • Fazer as anotações de enfermagem. • Encaminhar o cliente ao Centro Cirúrgico, levando o prontuário e os exames.

Na montagem do leito é necessário:

- arrumar o leito com roupas de cama de acordo com a técnica de montagem do leito;

- disponibilizar à beira do leito uma bandeja ou, se houver gavetas, armazenar nelas luvas de procedimentos e máscaras, cateter de oxigênio, água estéril, sonda de aspiração e material para coleta de exames laboratoriais e punção venosa;

- disponibilizar para cada leito um ambu com extensão e máscara em boas condições de uso;

- verificar e conferir a régua da cabeceira do leito;

- verificar se estão conectadas as válvulas de saída de oxigênio, ar comprimido;

- instalar o fluxômetro com água estéril até a marca indicada com sua extensão para a conexão do cateter de oxigênio, ou instalar um fluxômetro com água estéril até a marca indicada com sua extensão para conexão de máscara para nebulização contínua;

- ligar os eletrodos nas conexões do monitor cardíaco;

- nos casos de monitor multiparâmetros, conectar o manguito de pressão não invasiva e oxímetro;

- testar o monitor simples ou multiparâmetros;
- conectar o respirador às saídas de oxigênio e ar comprimido, ou somente oxigênio, de acordo com o modelo, e testá-lo.

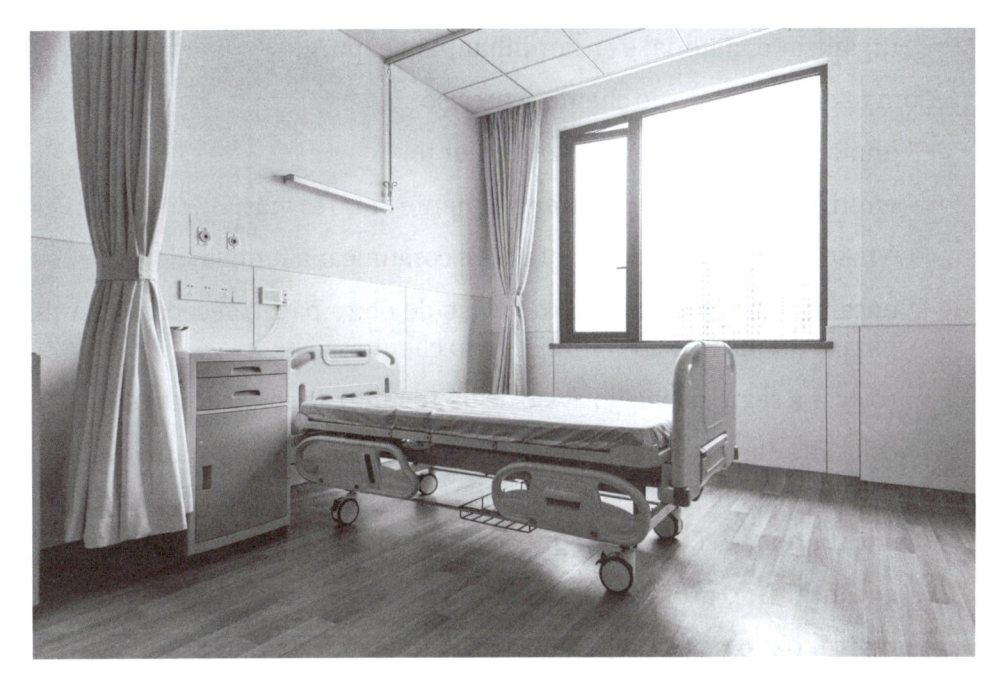

Figura 7.3 Verifique as condições do cliente que será recebido e monte o leito de acordo com suas necessidades. Nos casos de clientes cirúrgicos, já deixe montado o box de acordo com o procedimento, como suporte para PAM, suporte para PVC ou outros.

Na limpeza terminal do cliente, é necessário ter os seguintes materiais: bandeja, jarro, bacia, pano de limpeza e sabão. Os procedimentos a serem seguidos são:

- desfazer o leito;
- desenfronhar o travesseiro;
- colocar o hamper próximo ao leito;
- levar as roupas sujas ao hamper;
- fazer a limpeza da cabeceira da cama com água e sabão;
- limpar o colchão na parte anterior e superior (cabeceira para os pés) com água e sabão;
- afastar o colchão e fazer a limpeza do estrado da cama;
- virar o colchão sobre a parte limpa do estrado;

- limpar o outro lado do estrado;
- fazer a limpeza dos pés da cama;
- limpar a mesa de cabeceira interna e externamente com álcool a 70%;
- organizar o material e encaminhar para expurgo.

Com relação ao óbito do cliente, é preciso:

- anotar o óbito no prontuário do cliente;
- emitir aviso de óbito preferencialmente em três vias;
- o médico assistente do cliente deve comunicar à família;
- encaminhar a primeira via do aviso de óbito para a recepção central para comunicação aos familiares do cliente;
- colocar a segunda via do aviso de óbito junto ao corpo do cliente;
- colocar a terceira via do aviso de óbito sobre o lençol que envolve o corpo do cliente;
- encaminhar o corpo do cliente identificado para o necrotério;
- encaminhar o prontuário e a declaração de óbito ao faturamento;
- marcar óbito no censo de controle da unidade de internação;
- organizar os pertences e exames e entregar à família;
- realizar a limpeza terminal do leito.

No carro de emergência é preciso ter:

- laringoscópio com pilhas em boas condições de funcionamento;
- cânulas de entubação orotraqueal (infantil e adulto);
- fio guia para entubação;
- cadarço para fixação;
- luvas estéreis e de procedimentos;
- ambu;
- extensão de ambu para oxigênio;
- aspirador;
- extensão de aspiração;
- sonda de aspiração;

- tubos de gel para pás;
- cardioversor/desfibrilador com boas condições de uso;
- materiais para punção venosa periférica e central (vários calibres de dispositivos venosos).

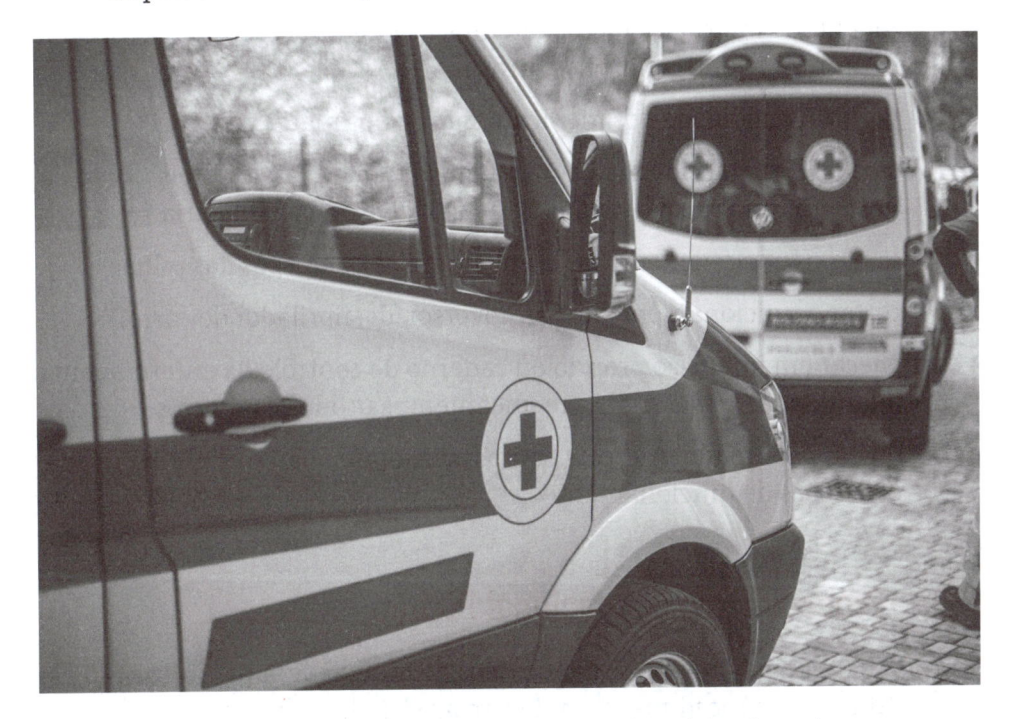

Figura 7.4 A ambulância precisa ter uma equipe mínima formada por um motorista e um técnico ou auxiliar de enfermagem.

A seguir, saiba o que é necessário para fazer a conferência do carro de emergência:

- conferir todo material e medicamentos do carro de acordo com padrão estabelecido pela enfermagem da instituição hospitalar;
- verificar a validade do material estéril e dos medicamentos em estoque (se estiver próximo do prazo de validade, comunicar à farmácia e solicitar a troca dos materiais e medicamentos);
- anotar a conferência em impresso próprio (ou caderno de controle), assinar e datar;
- repor o material e os medicamentos do carro imediatamente após o uso, e preferencialmente fechar o carro com lacre próprio;

- verificar todos os dias no início do plantão o carro de emergência;
- verificar se o carro de emergência está com o lacre de segurança;
- se o carro de emergência for utilizado e o lacre estiver violado, conferir o carro;
- repor todo material e medicamentos usados de acordo com a listagem padronizada que compõe o carro;
- verificar a validade dos medicamentos e dos materiais;
- verificar a integridade dos invólucros de materiais estéreis, como cânulas endotraqueais, sondas de aspiração e demais materiais;
- testar o funcionamento do laringoscópio e condições das pilhas;
- testar o funcionamento do cardioversor/desfibrilador do carro;
- checar em impresso próprio ou caderno de controle da enfermagem a quantidade de materiais e medicamentos usados e repostos;
- enviar para manutenção os equipamentos que não estiverem em boas condições de funcionamento.

7.2 Procedimento Operacional Padrão

Com o desenvolvimento dos processos de qualidade, a padronização das ações tornou-se procedimento indispensável e de suma importância nas instituições de saúde. Essa padronização na área da enfermagem denomina-se Procedimento Operacional Padrão (POP), definido como a padronização do trabalho a fim de assegurar que o objetivo final seja alcançado com intercorrências negativas mínimas ou ausentes.

Os POPs devem ser descritos da mesma forma que as normas e as rotinas, podendo ser complementados com algumas regras:

- instituição executante;
- nome do Procedimento Operacional Padrão;
- registro do profissional responsável pela elaboração do POP;
- registro do profissional, ou grupo profissional, executante do trabalho descrito no POP;
- número do POP;

- data da elaboração do POP;
- assinatura do supervisor responsável pela área em que o POP será executado;
- data de revisão do POP, quando for atualizado, se necessário.

O POP também é uma ferramenta de processos de qualidade. Auxilia na organização e no acompanhamento das ações da enfermagem, a fim de que todos atuem de modo uniforme.

HOSPITAL DA PAZ	PROCEDIMENTO OPERACIONAL PADRÃO (POP)			Página 1 de 5
Código ENF-POP-EC 001	Data de Emissão	Data de Vigência	Próxima Revisão	Versão nº 001
ÁREA EMITENTE: Departamento de Enfermagem				
ASSUNTO: Normas Internas para Treinamento e Desenvolvimento Externos – Setor: Educação Continuada				

Figura 7.5 Modelo ilustrativo de POP.

- Objetivo: estabelecer critérios para aprovação de programas de treinamentos e liberação de verba para realização de cursos de longa e curta durações para enfermeiros, de acordo com o setor de educação continuada.
- Aplicação: esse POP aplica-se a todos os colaboradores da enfermagem que solicitam liberação de verba para participação em programas de treinamento e desenvolvimento profissional.
- Conteúdo: a concessão para liberação de verba para pessoal da equipe de enfermagem do Hospital da Paz para cursos de curta, média e longa durações poderá ocorrer sob duas modalidades: integral ou parcial, de acordo com o estabelecido neste documento.

A concessão da liberação parcial ou total aos colaboradores para cursos de curta, média e longa durações deverá estar em conformidade com os compromissos de sua escala de trabalho, assegurando as responsabilidades acadêmicas de um lado e a assistência das funções assistenciais com qualidade do outro, por meio de negociação entre o enfermeiro responsável técnico, enfermeiro da educação continuada e colaborador beneficiado.

O candidato deverá preencher o formulário de solicitação de treinamento (veja o Anexo deste livro), em que constarão os dados institucionais do colaborador, suas motivações, relevância profissional e institucional, e orçamento relacionado à participação no evento solicitado, e deverá encaminhar ao setor de educação continuada que, após uma pré-analise, transcreverá no mesmo formulário o seu parecer e encaminhará ao enfermeiro da educação continuada.

Após uma análise da viabilidade, em termos de desenvolvimento à formação profissional do colaborador, enriquecimento de competências e agregação de valor para a instituição, o enfermeiro da educação continuada encaminhará à Gestão Administrativa Financeira para a verificação de disponibilidade financeira.

Os critérios adotados para a seleção dos pedidos à liberação para realização de cursos, seminários, congressos e outros, serão: tempo de serviço na instituição, cargo, relevância institucional; para a atividade exercida, avaliação de desempenho, currículo e valores agregados.

HOSPITAL DA PAZ	PROCEDIMENTO OPERACIONAL PADRÃO (POP)			Página 2 de 5
Código	Data de Emissão	Data de Vigência	Próxima Revisão	Versão nº 001
ÁREA EMITENTE: Departamento de Enfermagem				
ASSUNTO: Normas Internas para Treinamento e Desenvolvimento Externos – Setor: Educação Continuada				

Colaboradores contratados por tempo inferior a seis meses não poderão, por iniciativa própria, solicitar qualquer participação em cursos ou eventos. Fica a cargo do enfermeiro da educação continuada comunicar aos colaboradores sobre o resultado de suas solicitações.

Todo colaborador terá o prazo de 30 dias após a conclusão do curso, seminário, eventos e outros para apresentar um relatório dos conteúdos aprendidos e uma proposta para repassar seus conhecimentos (se viável) aos demais colaboradores.

- Divulgação: esse POP é divulgado entre todos os colaboradores da enfermagem via formulário.

Emissão, revisão e aprovação

- Emitido por: enfermeiro da educação continuada (nome completo).
- Revisado por: enfermeiro responsável técnico (nome completo).
- Aprovado por: Diretoria (nome completo).

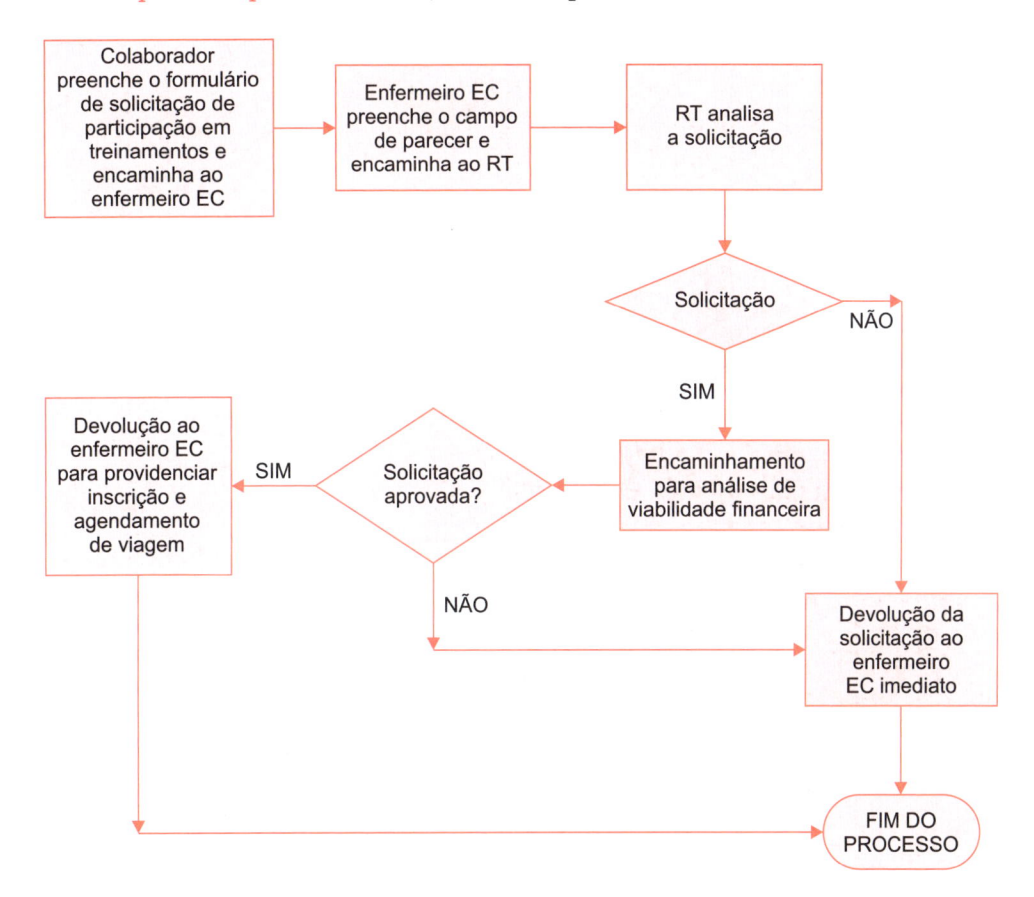

Figura 7.6 Fluxograma para solicitação de cursos, seminários ou outros.

HOSPITAL DA PAZ	PROCEDIMENTO OPERACIONAL PADRÃO (POP)			Página 4 de 5
Código	Data de Emissão	Data de Vigência	Próxima Revisão	Versão nº 001
ÁREA EMITENTE: Departamento de Enfermagem				
ASSUNTO: Normas Internas para Treinamento e Desenvolvimento Externos – Setor: Educação Continuada				

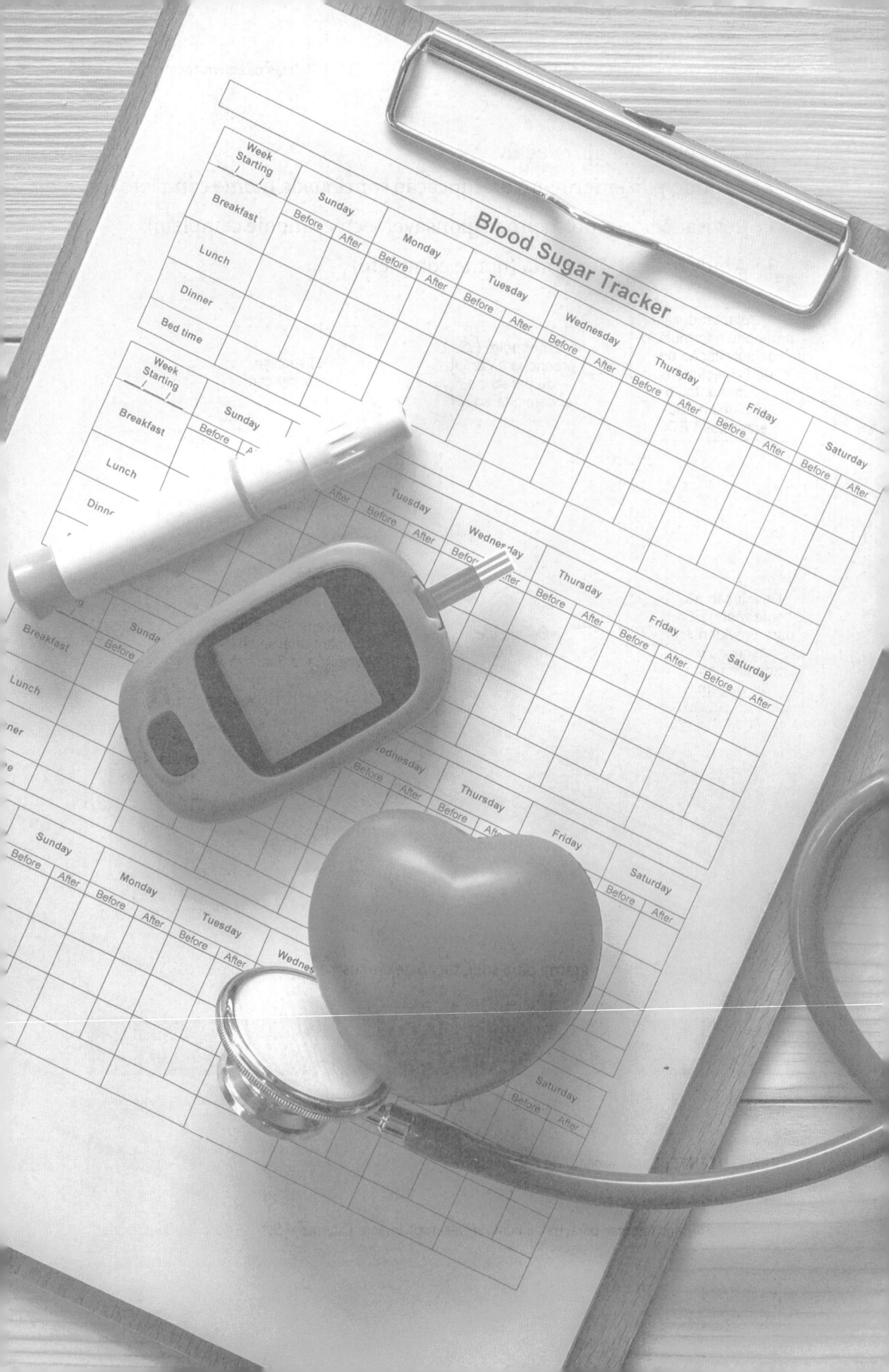
Blood Sugar Tracker
Week Starting
Sunday
Monday
Tuesday
Wednesday
Thursday
Friday
Saturday
Before
After
Breakfast
Lunch
Dinner
Bed time

Parte 2

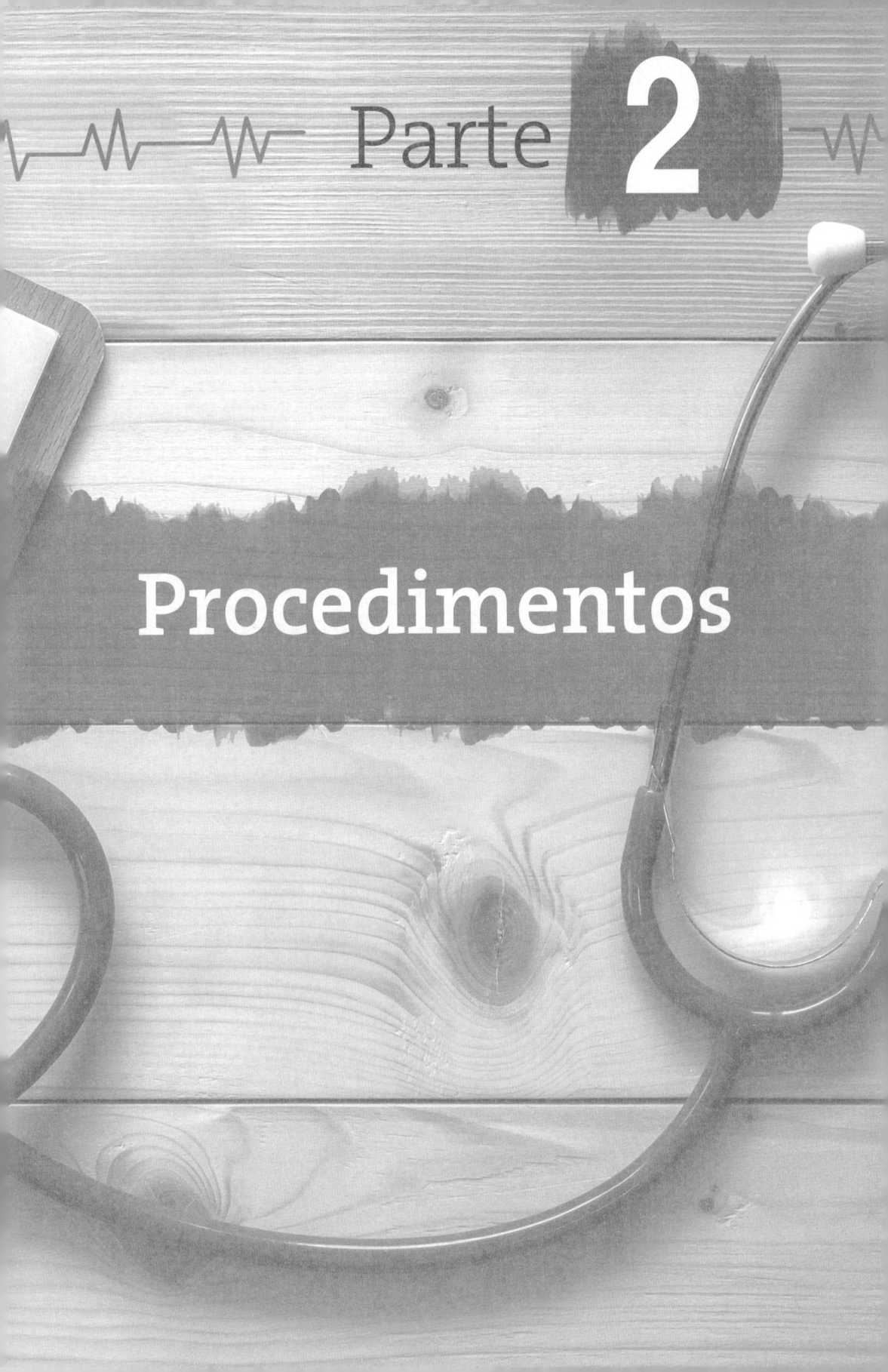

Procedimentos

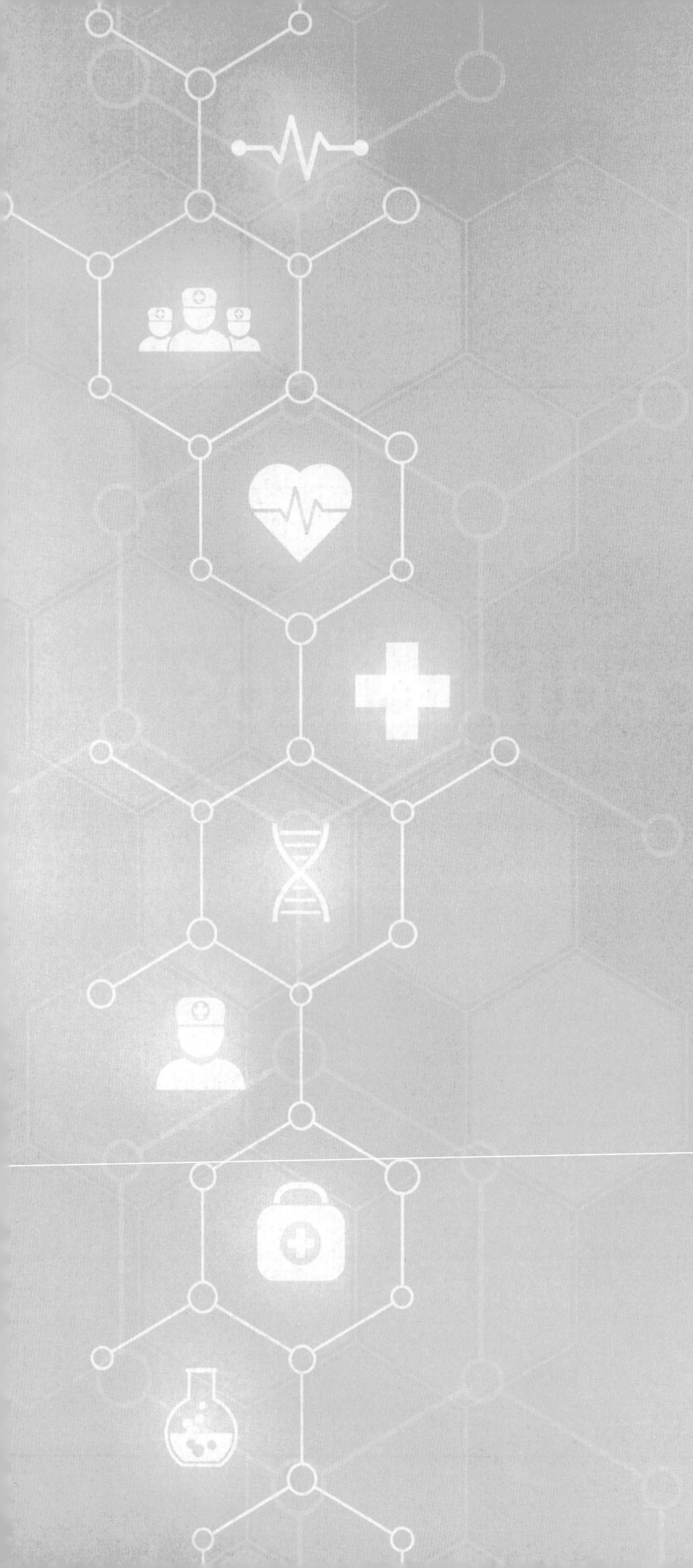

CAPÍTULO 8

Técnicas de Enfermagem

Considerações iniciais

Neste capítulo, descreveremos as técnicas de enfermagem desenvolvidas conforme conceitos e princípios fundamentais. As descrições das técnicas foram baseadas no Manual de Técnicas de Enfermagem.

Todos os profissionais de enfermagem, no decorrer de sua profissão, visam ao aprimoramento de suas habilidades técnicas associadas aos conceitos teóricos, assegurando a qualidade do atendimento prestado.

A destreza manual e a segurança são adquiridas ao longo do trabalho diário, pois quanto mais procedimentos forem realizados, mais habilidade e confiança o profissional vai adquirir.

Os princípios gerais para a realização das técnicas de enfermagem são:

Quanto à segurança:
a) Evitar contaminação:
  - pessoal;
  - do cliente;
  - do material.
b) Evitar acidentes.

Quanto ao conforto:
a) Proporcionar conforto integral ao cliente.
b) Falar de modo suave e moderado.
c) Evitar ruídos.
d) Manter postura adequada diante do cliente.

Quanto à economia:
a) Planejar o trabalho.
b) Usar apenas o que realmente for necessário.
c) Manter o ambiente organizado e os materiais arrumados.
d) Ter habilidade e destreza na execução das técnicas de enfermagem.

Quanto à execução das técnicas de enfermagem:
a) Orientar o cliente quanto aos procedimentos a serem realizados.
b) Preparar o material de modo completo para que não se interrompa o procedimento por esquecimento.
c) Executar a técnica de acordo com sua descrição.
d) Anotar todas as técnicas realizadas.
e) Organizar o material após a realização do procedimento.

Quanto à limpeza:
a) Não usar soluções nem sabão em excesso.
b) Preparar lugar adequado ao armazenamento de material de limpeza.
c) Não interferir no andamento do atendimento ao cliente durante a limpeza.
d) Seguir corretamente a rotina de limpeza hospitalar.

Quanto à organização:
a) Remover tudo que há de desnecessário no quarto do cliente.
b) Manter o quarto arejado e com seus objetos bem distribuídos.
c) Permitir boa ventilação e iluminação.
d) Conservar os locais limpos.

8.1 Precauções

Definidas pelo Centro de Controle de Doenças (Center for Diseases Control – CDC), dos Estados Unidos, as precauções-padrão devem ser utilizadas pelo profissional de enfermagem para sua proteção e dos demais. As precauções-padrão são:

a) Lavagem das mãos, com água e sabão, antes e após o contato com qualquer cliente ou material utilizado.

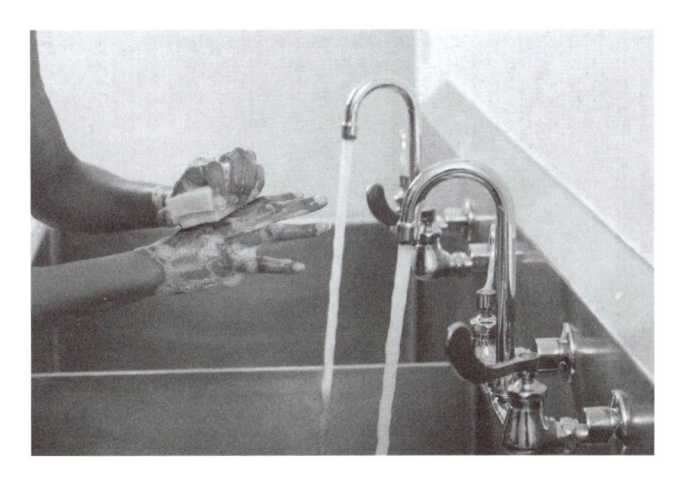

Figura 8.1 Lavagem das mãos.

b) Uso de luvas de procedimento, quando entrar em contato com qualquer fluido ou secreção. Para lavagem de material, recomenda-se o uso de luvas de borracha ou material mais resistente que o látex.

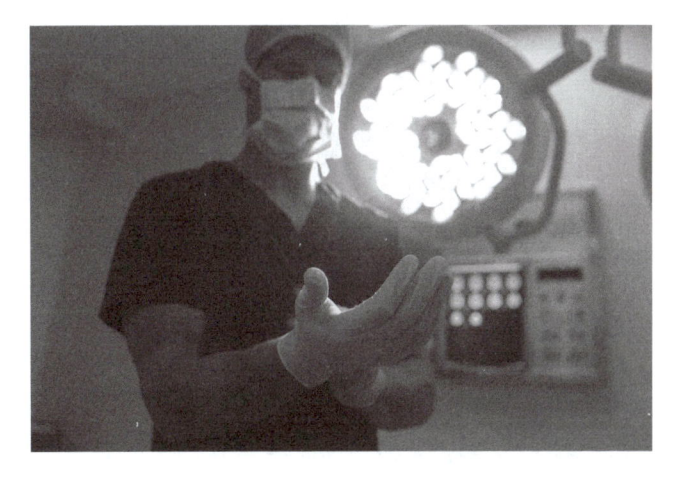

Figura 8.2 Uso de luvas para entrar em um procedimento cirúrgico.

É importante lembrar que o uso de luvas de procedimento ou borracha não dispensa a lavagem das mãos, antes e após sua utilização, pois, muitas vezes, elas possuem pequenos defeitos que permitem a contaminação das mãos.

c) Máscaras e óculos de proteção devem ser usados nos procedimentos em que possam ocorrer respingos de gotas de sangue ou de fluidos orgânicos, prevenindo a exposição de mucosas na boca, no nariz e nos olhos.

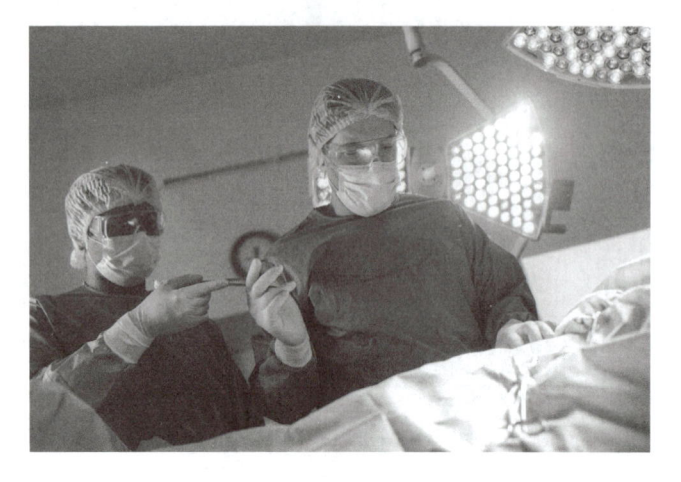

Figura 8.3 Uso de máscara e óculos de proteção em um procedimento cirúrgico.

d) Aventais ou capotes devem ser utilizados nos procedimentos que sabidamente respingam sangue ou fluidos orgânicos, contaminando a roupa.

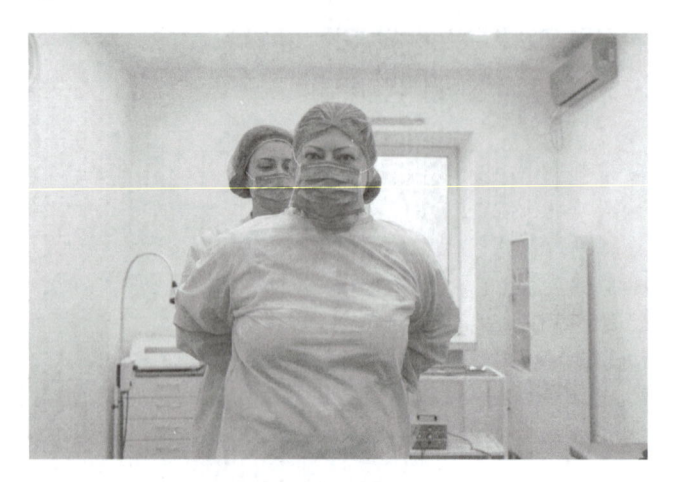

Figura 8.4 Enfermeira auxilia cirurgiã a vestir um avental antes da cirurgia.

e) Todos os profissionais de saúde devem tomar precauções, para prevenir acidentes, ao manusear e desprezar agulhas, instrumentos ou materiais cortantes.

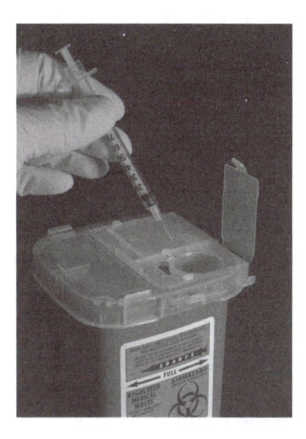

Figura 8.5 Descarte de material perfurocortante.

As agulhas não devem ser reencapadas, dobradas, quebradas, manipuladas nem removidas das seringas descartáveis. Após o uso, as agulhas, as seringas descartáveis, as lâminas de bisturi e outros instrumentos cortantes devem ser desprezados em um recipiente resistente à perfuração e infiltrações. As agulhas de metal (líquor, medula) que serão reutilizadas devem ser transportadas, em recipientes resistentes, do local da punção até a esterilização.

f) Pacientes com doença comprovadamente transmissível por via respiratória não devem sair do quarto. Não sendo possível evitar a saída, é necessário o uso de máscaras nesses clientes.

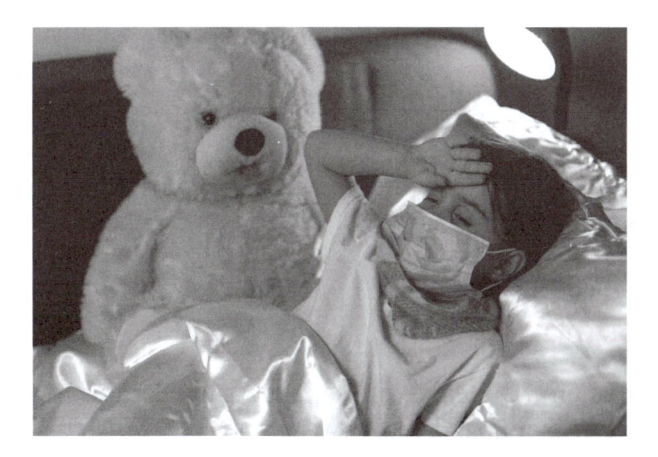

Figura 8.6 Menina usa a proteção máscara.

g) Em caso de contaminação por sangue ou fluidos orgânicos, as mãos e a pele devem ser lavadas imediatamente. O funcionário deve procurar a CCIH toda vez que sofrer um acidente com agulhas ou material cortante (contaminado), mesmo quando não existe suspeita de hepatite ou HIV positivo.

8.2 Técnica de lavagem das mãos

As mãos são um veículo importante para o transporte de micro-organismos e sua disseminação; portanto, sempre devem ser mantidas limpas por meio da lavagem, para remover células mortas, sujidades e micro-organismos, e prevenir infecções.

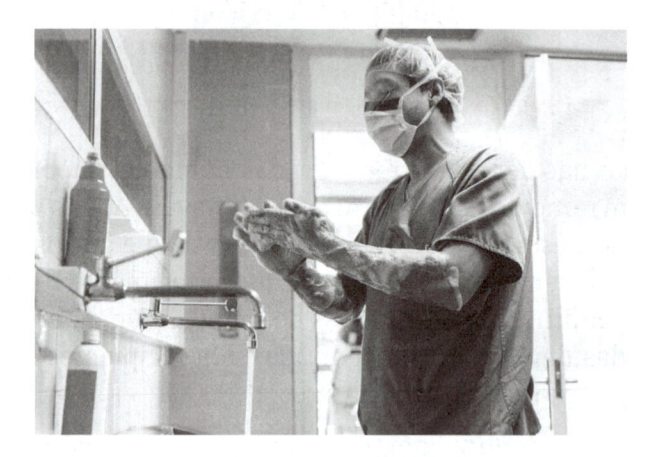

Figura 8.7 Lavagem das mãos.

Materiais

a) Água;

b) sabão líquido – 10 mL;

c) papel toalha – 2 folhas.

Procedimentos

a) Abrir a torneira. O ideal é que seja acessada com os pés, para que não se encostem as mãos na pia.

b) Molhar as mãos.

c) Aplicar o sabão líquido sobre as mãos.

d) Esfregar as mãos, os dedos, as unhas e o punho.

e) Enxaguar as mãos e o punho com os dedos inclinados para baixo para que a água escorra.

f) Secar as mãos com o papel toalha.

g) Desprezar o papel toalha no lixo.

8.3 Técnica para calçar luvas estéreis entalcadas

Todos os procedimentos que necessitem da manutenção da esterilidade do local ou material a ser manipulado devem ser feitos com luvas estéreis, que devem ser calçadas com técnica adequada para impedir a contaminação do cliente.

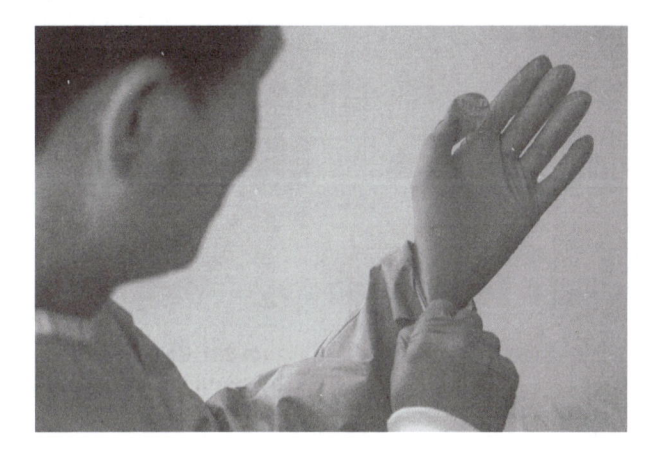

Figura 8.8 Enfermeiro calça luvas.

Materiais

a) Luvas estéreis.

Procedimentos

a) Lavar as mãos.

b) Abrir o pacote de luvas e posicioná-lo com as mãos viradas para cima.

c) Pegar a luva oposta à mão dominante.

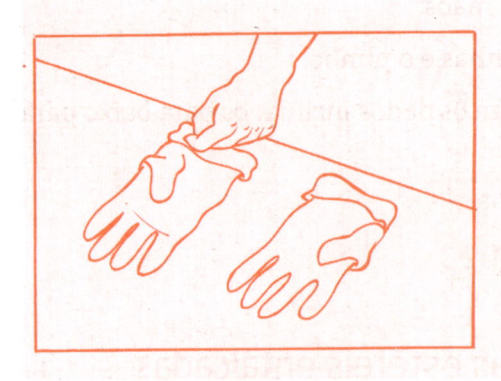

Figura 8.9 Segurar no punho na face exposta.

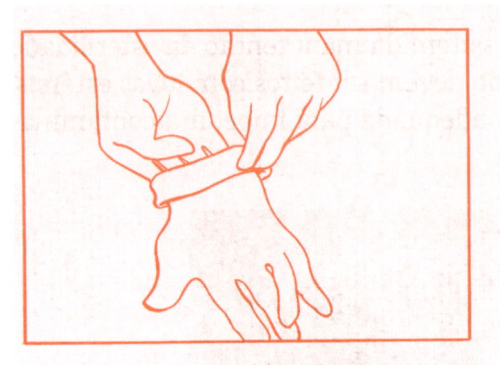

Figura 8.10 Enluvar a mão dominante mantendo o polegar voltado para dentro.

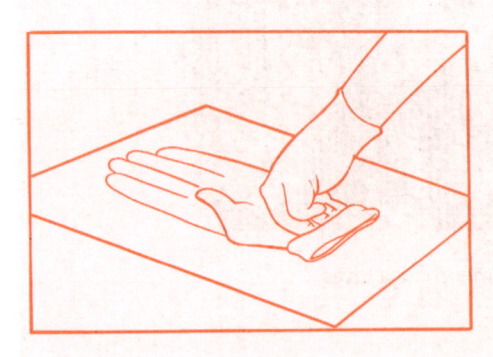

Figura 8.11 Colocar os dedos enluvados sob o punho da outra luva estéril e segurar a luva.

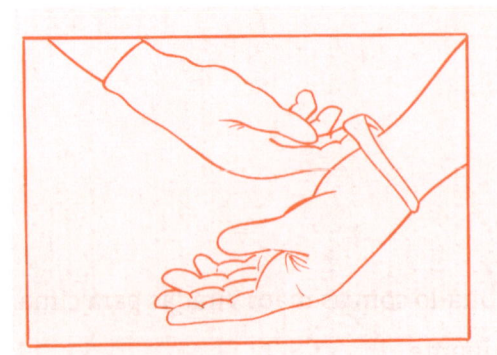

Figura 8.12 Deslizar a mão para dentro da luva. Soltar o punho, sem tocar na face interna do punho.

8.4 Técnica de organização do quarto do cliente

A área ocupada pelo cliente deve estar sempre organizada, para que se sinta em um ambiente melhor no período em que permanecer hospitalizado.

Os artigos que compõem o quarto do cliente são:

a) Cama:
- colchão;
- travesseiro.

b) Roupas de cama:
- 1 unidade de lençol;
- 1 unidade de vira-lençol;
- 1 unidade de colcha (se necessário);
- 1 fronha;
- 1 unidade de cobertor (se necessário).

c) Mesa de cabeceira:
- 1 unidade de jarro de água;
- 1 copo.

A seguir, descrição da limpeza necessária:

> Para a limpeza do quarto, utiliza-se água, sabão, pano próprio para limpeza e balde.

Limpeza do leito:

a) Colocar um hamper aos pés do leito.
b) Passar para o lado oposto e desfazer o leito.
c) Desenfronhar o travesseiro.
d) Colocar a roupa usada no hamper.
e) Trazer a bandeja com o material.
f) Forrar o local onde for colocar o balde.
g) Fazer a limpeza da cabeceira da cama.
h) Limpar o colchão na parte anterior para superior, da cabeceira para os pés.
i) Afastar o colchão no sentido longitudinal do leito e fazer a limpeza do estrado do leito.
j) Virar o colchão sobre a parte limpa do estrado.

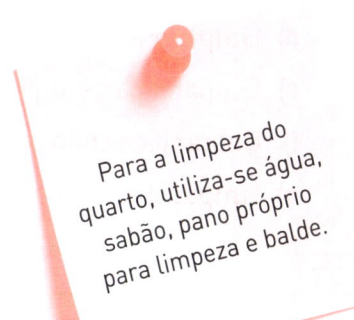

- k) Passar para o outro lado do leito e fazer a limpeza do estrado.
- l) Voltar o colchão ao seu devido lugar.
- m) Fazer a limpeza do travesseiro e do colchão.
- n) Fazer a limpeza dos pés da cama.
- o) Limpar a mesa interna e externamente.
- p) Lavar e guardar o material usado.

Limpeza do colchão dobrável:
- a) Fazer a limpeza da cabeceira da cama.
- b) Limpar o colchão da cabeceira da cama.
- c) Dobrar o colchão da cabeceira para os pés.
- d) Limpar a parte exposta do estrado.
- e) Limpar a parte superior do colchão que foi dobrada.
- f) Dobrar o colchão para o outro lado.
- g) Limpar a parte de cima do colchão.
- h) Limpar o estrado e pés da cama.
- i) Desdobrar o colchão.
- j) Passar para o lado oposto.
- k) Limpar a parte lateral e inferior do estrado.
- l) Limpar o travesseiro.

Preparo de leito fechado:
- a) Preparar a roupa a ser usada.
- b) Colocar a roupa de cama sobre o leito.
- c) Enfronhar o travesseiro.
- d) Dobrar a roupa e colocá-la sobre a cama.
- e) Colocar a colcha.
- f) Cobertor (se necessário).
- g) Vira-lençol.
- h) Lençol.

i) Posicionar-se em frente e no meio do leito.

j) Estender o lençol dobrado sobre o colchão, abrindo uma parte e deixando a outra em leque.

k) Prender e fazer os cantos em diagonal.

l) Estender o vira-lençol abrindo uma parte, fazendo uma prega horizontal nos pés e prendendo o canto. A outra parte também deve ficar em leque.

m) Colocar o travesseiro.

n) Passar para o lado oposto do leito.

o) Repetir do outro lado a técnica.

p) Não fazer a dobra no vira-lençol; deixá-lo esticado até a cabeceira.

Limpeza diária em leito aberto:

Materiais

a) Roupas de cama.

b) Bandeja contendo:
- 1 unidade de bacia com água e sabão;
- 1 unidade de pano para limpeza.

Procedimentos

a) Preparar a bandeja de limpeza.

b) Passar para o lado oposto, retirando toda a roupa do leito.

c) Fazer o leito usando a mesma técnica do leito fechado.

d) Dobrar o vira-lençol sobre a colcha.

e) Colocar o travesseiro.

f) Descer a roupa em leque ou diagonal.

g) Colocar a roupa usada no hamper.

h) Suspender lateralmente a roupa do leito para facilitar a limpeza.

i) Iniciar a limpeza pela cabeceira.

j) Limpar o leito do lado mais distante para o mais próximo, dos pés para a cabeceira.

k) Abaixar a roupa do leito.
l) Limpar a mesa.
m) Lavar e guardar o material usado.

Limpeza do leito no pós-operatório:

Materiais

a) 1 lençol;
b) 1 vira-lençol;
c) 1 cobertor;
d) 1 colcha;
e) 1 fronha;
f) 1 atadura.

Procedimentos

a) Preparar a roupa de cama.
b) Executar a técnica de limpeza descrita anteriormente.
c) Colocar o vira-lençol sem o prender.
d) Colocar o cobertor sem o prender.
e) Passar ao lado oposto e completar o leito.
f) Fazer a dobra no vira-lençol.
g) Fazer uma dobra com a colcha, cobertor e vira-lençol nos pés do leito.
h) Prender o travesseiro de pé na cabeceira do leito.
i) Lavar e guardar o material usado.

Troca de roupa do leito com o cliente:

Materiais

a) Roupa de cama;
b) bandeja para limpeza.

Procedimentos

a) Providenciar a roupa de cama.
b) Desocupar a mesa de cabeceira.
c) Soltar a roupa do leito em que o cliente está deitado.
d) Retirar a colcha fazendo um saco aos pés do leito.
e) Retirar o vira-lençol.
f) Passar para o lado oposto.
g) Dobrar o lençol sobre o cliente e trazê-lo para a beira do leito.
h) Enrolar o lençol usado próximo ao cliente.
i) Prender o lençol limpo nos cantos.
j) Trocar a fronha do travesseiro.
k) Posicionar o cliente para o lado arrumado.
l) Retirar o lençol usado.
m) Prender os cantos do lençol.
n) Posicionar o cliente no centro do leito.
o) Prender o vira-lençol.
p) Colocar a colcha.
q) Dobrar a lateral da roupa que está sobre o leito.
r) Colocar a roupa usada no hamper.
s) Organizar o ambiente.

> Em casos de clientes com incontinência urinária, fecal ou outras, é adequado o uso de impermeável.

A seguir, descrição do transporte e da mobilização do cliente:

Transporte do cliente:

Trata-se da mobilização do cliente de um local onde esteja acomodado para outro.

Materiais

a) 1 lençol;
b) 1 maca;
c) 1 cadeira.

Mobilização do leito para a maca:

😊 Procedimentos

a) Orientar o cliente quanto ao procedimento a ser realizado.

b) Colocar o cliente em decúbito dorsal, ou seja, abdome para cima.

c) Retirar o lençol que está embaixo do cliente.

d) Colocar a maca ao lado do leito.

e) Um profissional da equipe deve segurar o lençol na parte inferior (pernas).

f) Outro profissional deve segurar o lençol na parte superior (cabeça).

g) Mais um profissional fica posicionado em frente à parte central da maca e deve segurar na lateral do lençol para puxar o cliente para a maca.

Mobilização do leito para a cadeira:

😊 Procedimentos

a) Orientar o cliente quanto ao procedimento a ser realizado.

b) Colocar a cadeira ao lado do leito.

c) Elevar a cabeceira do leito (Fowler).

d) Apoiar o cliente.

e) Segurar o cliente e posicioná-lo sentado à beira do leito.

f) Posicionar o cliente em direção à cadeira.

g) Virar o cliente segurando em sua cintura e sentá-lo na cadeira.

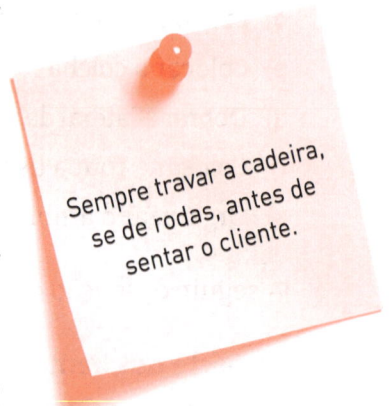

> Sempre travar a cadeira, se de rodas, antes de sentar o cliente.

Mobilização da maca para a cama sem lençol:

😊 Procedimentos

a) Orientar o cliente quanto ao procedimento a ser realizado.

b) Nivelar ou manter a altura da cama próxima à maca.

c) Travar as rodas da maca.

d) Posicionar a maca paralelamente à cama.

e) Um profissional deve ficar na parte central da maca, o qual apoia as mãos sob o cliente.

f) Outro profissional fica posicionado na parte superior (cabeça) e apoia a cabeça e os ombros.

g) O terceiro, que apoia a região glútea e quadris, e quarto profissional, que apoia as pernas e os pés, ficarão do lado oposto, sendo um na parte central do leito e outro na parte inferior.

h) Todos devem contar até o número três.

i) Após a contagem, erguer o cliente e transferi-lo para o leito no mesmo momento.

Mobilização da maca para a cama com lençol:

Procedimentos

a) Orientar o cliente quanto ao procedimento a ser realizado.

b) Nivelar ou manter a altura da cama próxima da maca.

c) Travar as rodas da maca.

d) Posicionar a maca paralelamente à cama.

e) Soltar o lençol da maca, se estiver preso.

f) Cada um dos quatro profissionais deve segurar nas pontas do lençol.

g) Contar até três, erguer e deslizar o cliente até a cama.

h) Fazer movimentos contínuos para evitar desconforto ao cliente.

8.5 Técnica de mudança de decúbito

Trata-se da mudança de posição do cliente no leito. A mudança de decúbito é fundamental para os clientes acamados obesos ou caquéticos, em longo ou curto período de permanência hospitalar na prevenção de úlceras de pressão. Somente esse cuidado associado ao uso de soluções hidratantes de pele e antiescara protegerão o cliente contra essas lesões de pele.

Materiais

a) 1 lençol;
b) 1 toalha;
c) 1 espuma;
d) 1 cobertor;
e) 1 travesseiro.

A seguir, descrição de mudança de decúbito:

Decúbito ventral:

Procedimentos

a) Segurar os ombros do cliente e o quadril simultaneamente.
b) Virar o cliente apoiado em suas mãos com a barriga para baixo.
c) Colocar um travesseiro sob a cabeça, um sob os ombros e um sob as pernas do cliente.

Decúbito dorsal:

Procedimentos

a) Manter o cliente com a barriga voltada para cima.
b) Colocar um travesseiro sob a cabeça e um sob o ombro do cliente.
c) Colocar travesseiros sob os membros superiores.
d) Colocar, se necessário, um rolo feito com lençol ou cobertor sob os joelhos do cliente.

Decúbito lateral direito e esquerdo:

Procedimentos

a) Colocar o cliente voltado para o lado que desejar.
b) Colocar um travesseiro ao lado do dorso do cliente.
c) Colocar um travesseiro sob a cabeça do cliente.
d) Colocar um travesseiro ou rolo de lençol ou cobertor entre os joelhos do cliente.
e) Colocar um travesseiro entre os membros superiores.

A seguir, descrição das posições no leito:

Posição de Fowler:

🩺 Procedimentos

a) Manter o cliente em decúbito dorsal.

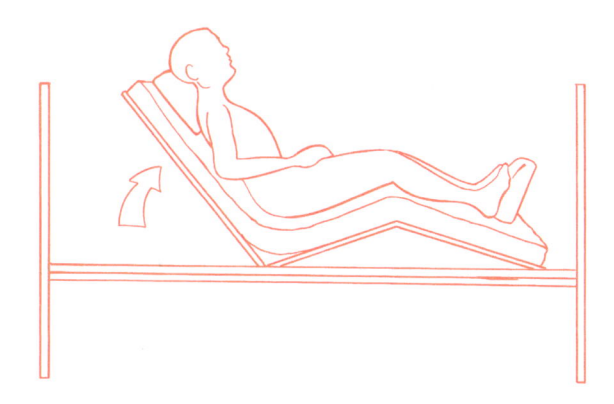

Figura 8.13 Elevar cerca de 30° a cabeceira do leito.

b) Colocar rolos de lençol ou cobertor sob os joelhos se a cama não possuir dispositivo automático ou manivela para suspender os joelhos.

Posição de Trendelemburg:

🩺 Procedimentos

a) Manter o cliente em decúbito dorsal.

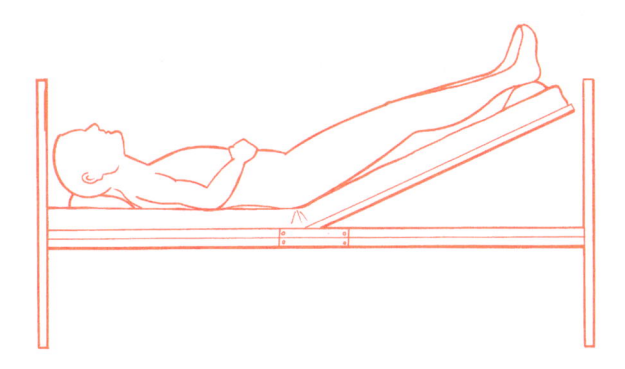

Figura 8.14 Elevar os pés do leito com calços próprios.

Posição de Simis:

😊 Procedimentos

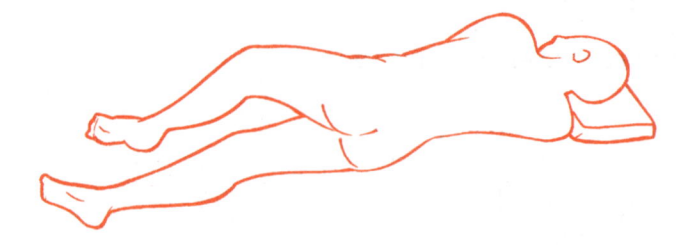

Figura 8.15 Colocar o cliente em decúbito lateral direito ou esquerdo.

a) Cuidar para não pressionar o braço do cliente sob o corpo.

Posição ereta:

😊 Procedimentos

a) Orientar o cliente para que fique em pé com o corpo bem posicionado e pés levemente afastados.

Posição ginecológica:

😊 Procedimentos

a) Essa posição é necessária para a realização de exame e tratamento vaginal e retal.

b) Usar um lençol que cubra desde o tórax até o calcanhar do cliente, e retirá-lo somente no momento do exame.

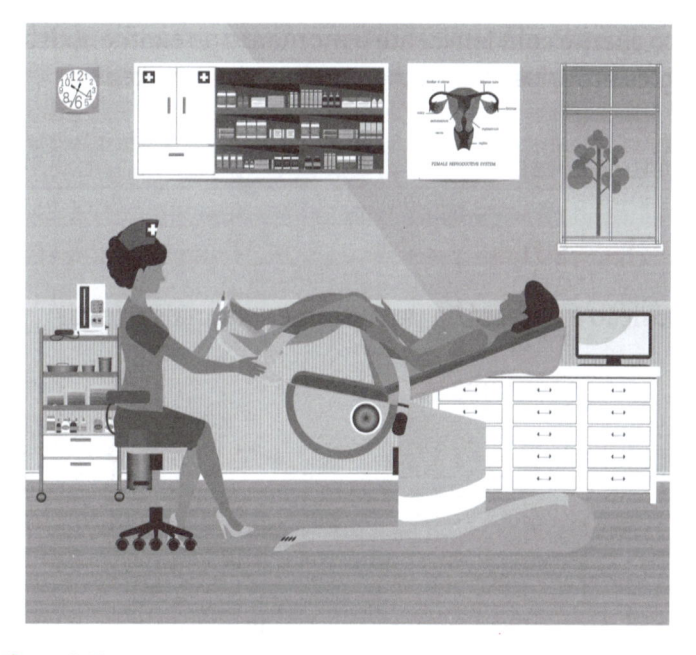

Figura 8.16 Colocar o cliente em decúbito dorsal horizontal, mantendo suas pernas flexionadas sobre as coxas e deixar os joelhos afastados.

Posição de litotomia:

Procedimentos

a) Essa posição é necessária para a realização de cirurgia ou exame de períneo, reto, vagina e bexiga.

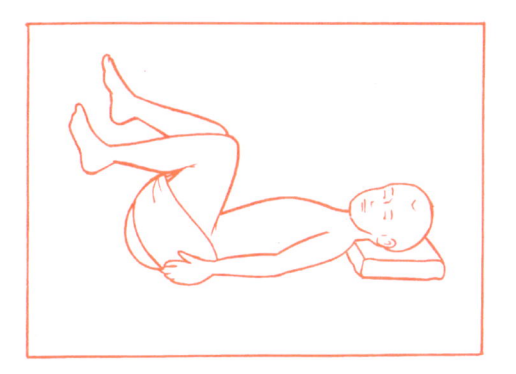

Figura 8.17 Colocar o cliente em decúbito dorsal, elevando levemente os ombros e a cabeça do cliente com um travesseiro. Colocar perneiras para que as coxas fiquem bem flexionadas sobre o abdome e as pernas sobre as coxas. Proteger as perneiras com lençol.

b) Cobrir o cliente com lençol até o momento do exame. Existem também os lençóis próprios com perneiras e abertura no centro.

Posição genitupeitoral:

Procedimentos

a) Essa posição é necessária para exames vaginais e retais.

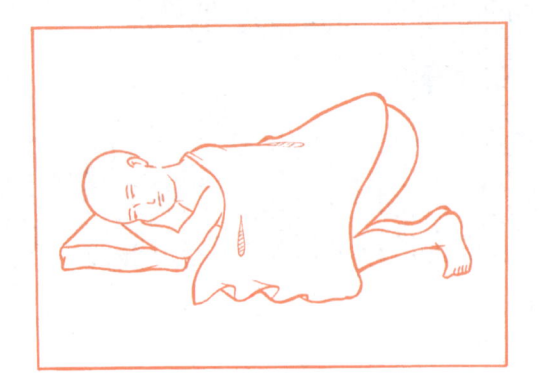

Figura 8.18 Orientar o cliente para que fique ajoelhado sobre o leito.

b) Apoiar a cabeça nos braços, lateralizada.

c) Manter o cliente coberto com lençol até o momento do exame.

CAPÍTULO 9

Técnica para Verificação de Sinais Vitais

Considerações iniciais

Neste capítulo, descreveremos as técnicas para a verificação de sinais vitais pela equipe de enfermagem responsável.

9.1 Temperatura

A temperatura indica o nível de calor a que chega o corpo. A temperatura normal do corpo é mantida pelo equilíbrio entre a produção e a eliminação de calor. O calor é gerado por processo metabólico e é distribuído no organismo pelo sangue por meio dos vasos sanguíneos.

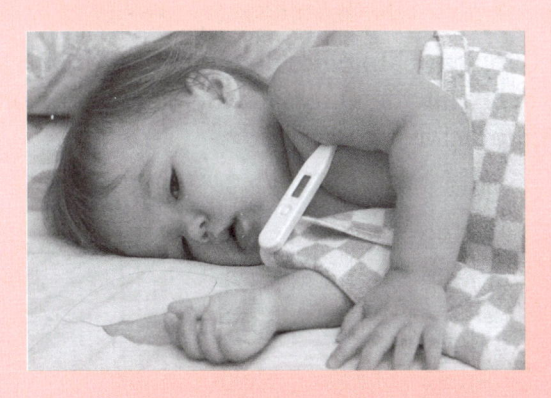

Figura 9.1 Verificação de temperatura.

O organismo perde calor por radiação e condutibilidade da pele, por evaporação do suor, por evaporação pulmonar, pelo ar inspirado, pela urina, pelas fezes e pela saliva.

Há fatores fisiológicos e patológicos que alteram a temperatura.

O método de verificação dos fatores fisiológicos são: axilar, bucal e retal. Os horários para essa verificação podem ocorrer em: mais baixa pela manhã, mais alta ao anoitecer e eleva-se mediante a atividade física e o processo digestório. Há variação de idade em crianças e idosos, sendo mais baixa durante o sono e o repouso.

Os fatores patológicos que aumentam a temperatura são os processos inflamatórios, infecciosos, entre outros. Já os fatores patológicos que diminuem a temperatura são choque, drogas depressoras do sistema nervoso central, tumor cerebral, entre outros.

A temperatura varia de acordo com fatores como o ambiente externo (uma pessoa em um ambiente gelado), fatores internos (infecções, lesões etc.), exercícios, emoções, ansiedade e idade.

Vejamos as variações de temperatura de acordo com a Escala Celsius na Medição da Temperatura Corporal de acordo com Dugás (1983).

Quadro 9.1 Graus de temperatura

Celsius													
34,0	35,0	36,0	36,5	37,0	37,5	38,0	38,5	39,0	39,5	40,0	41,0	42,0	43,0	44,0

Fonte: Manual de Técnicas de Enfermagem[6].

9.2 Febre

A febre é a modificação patológica da temperatura. É uma reação do organismo diante de determinada agressão, que pode ser de origem infecciosa, neurogênica, desidratação ou tóxica.

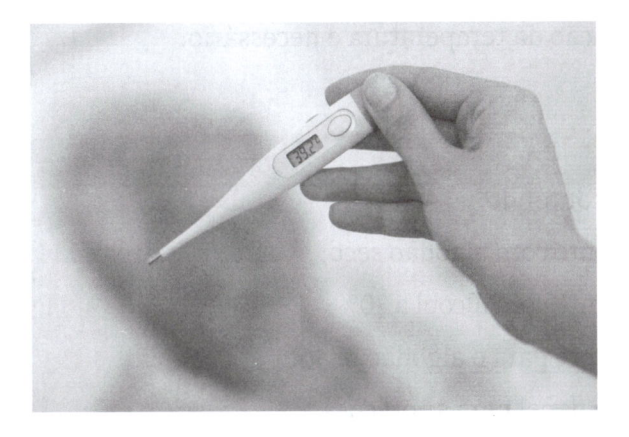

Figura 9.2 Termômetro digital.

A febre pode ocorrer por algumas causas:

a) Infecciosa: agente infeccioso.

b) Neurogênica: por algum tipo de lesão nervosa.

c) Desidratação: redução ou perda de água no organismo.

d) Tóxica: liberação de elementos tóxicos ao organismo.

A febre é classificada em:

a) Contínua: não há grandes oscilações diárias, mantém-se em um mesmo nível.

b) Remitente: há oscilação diária.

c) Intermitente: há elevações e quedas bruscas de temperatura.

d) Recorrente: manifesta-se geralmente às mesmas horas, aparecendo e desaparecendo com intervalo de dias e semanas.

e) Ondulante: alterna períodos com e sem febre. Esses períodos variam de dois a três dias.

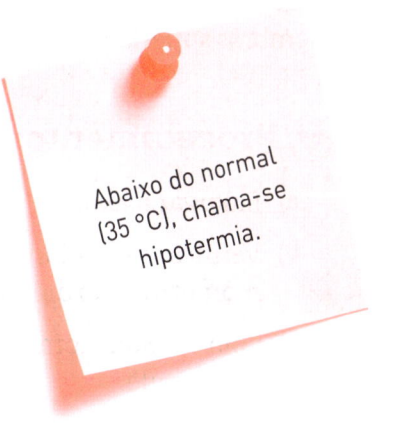

> Abaixo do normal (35 °C), chama-se hipotermia.

Para verificação da temperatura é necessário:

Materiais

a) Bandeja contendo:
- 1 recipiente com algodão seco;
- 1 recipiente com álcool a 70%;
- 1 recipiente para o algodão usado;
- caneta e papel para anotações;
- 1 termômetro.

Axilar:

Essa técnica é contraindicada nas queimaduras de tórax, nas fraturas de membros superiores, em clientes muito magros e em caso de lesões axilares.

Procedimentos

a) Enxugar a axila do cliente ou orientá-lo a fazer.

b) Verificar se a coluna de mercúrio está abaixo de 35 °C, em casos de termômetros não digitais.

c) Colocar o termômetro na axila de modo que o bulbo fique em contato com a pele.

d) Pedir para que o cliente comprima o braço contra o corpo, de preferência colocando a mão no ombro oposto.

e) Após cinco minutos, retirar o termômetro.

f) Fazer a leitura.

g) Anotar o valor da temperatura.

h) Limpar o termômetro com o algodão embebido em álcool.

i) Desprezar o algodão sujo.

Oral ou bucal:

Essa técnica é indicada somente quando os termômetros são individuais e quando não houver contraindicação, como intervenções cirúrgicas ou inflamações na boca, clientes inconscientes ou crianças.

◉ Procedimentos

a) Verificar se a coluna de mercúrio está abaixo de 35 °C, nos casos de termômetros não digitais.

b) Colocar o termômetro embaixo da língua do cliente.

c) Solicitar que o cliente cerre os lábios, firmando o termômetro no canto da boca.

d) Deixar o termômetro por 5 a 7 minutos.

e) Retirar o termômetro e registrar a temperatura.

f) Limpar o termômetro com álcool a 70% e guardá-lo junto com os artigos do cliente.

Retal:

É o mais eficiente entre os métodos de verificação de temperatura. Usado nos casos de impossibilidade de utilizar a técnica bucal e axilar. O termômetro deve ser de uso individual.

É contraindicado em clientes que sofreram cirurgia retal e perineal e inflamações no reto e ânus.

◉ Procedimentos

a) Colocar o cliente na posição de Sims – decúbito lateral esquerdo, com perna direita flexionada.

b) Lubrificar a ponta do termômetro.

c) Introduzir a ponta no reto.

d) Retirar o termômetro após 5 a 7 minutos.

e) Fazer a leitura da temperatura.

f) Lavar o termômetro com água e sabão.

g) Passar álcool a 70% no termômetro e guardá-lo junto com os artigos do cliente.

h) A temperatura também pode ser verificada na região inguinal, sob o queixo e o joelho, pois é o mesmo método da temperatura axilar; varia o local.

9.3 Pulso

O pulso é verificado na artéria radial, pediosa, temporal e carótida. Basta tocar nos pontos anatômicos corretos para verificar o pulso do cliente. As artérias mais comuns para verificar o pulso são temporal, facial, carótida, braquial, umeral, radial, cubital, femoral, poplítea, pediosa e tibial posterior.

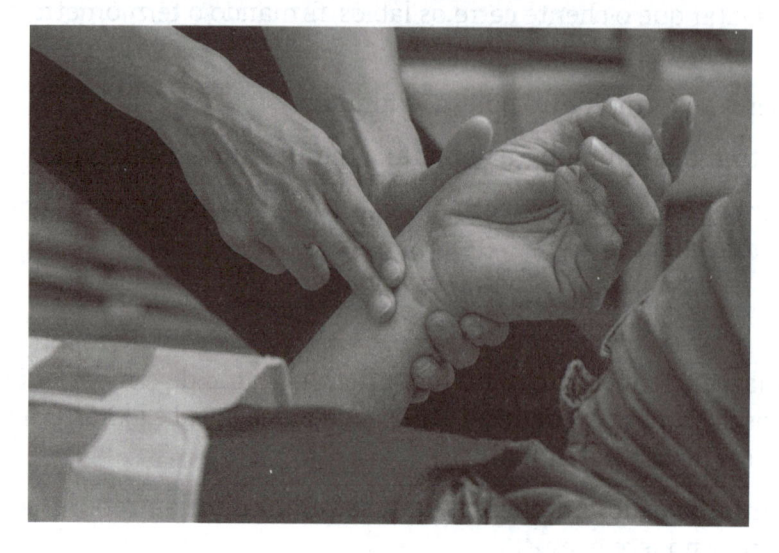

Figura 9.3 Verificação de pulso radial.

Há fatores fisiológicos que afetam o pulso normal, como emoções, exercícios físicos e fatores patológicos, como febre e lipotimia, que aumentam ou diminuem a frequência cardíaca.

Quadro 9.2 Frequência cardíaca em homem, mulher, criança e lactentes

Frequência cardíaca			
Homem	60 a 70 bpm*	Adultos	
Mulher	65 a 80 bpm	Deitado	70 bpm
Criança	120 a 125 bpm	Sentado	90 bpm
Lactentes	125 a 130 bpm	Em pé	94 bpm

* Batimentos por minuto.

As alterações na frequência cardíaca são bradisfigmia (pulso lento com menos de 60 batimentos por minuto) ou taquisfigmia (pulso rápido com mais de 120 batimentos por minuto).

O ritmo cardíaco é uniforme e com intervalos iguais. Quando há alterações, ocorrem as arritmias cardíacas.

O ritmo do pulso pode ser regular (os batimentos cardíacos são uniformes) ou irregular (os batimentos cardíacos não são uniformes).

O volume do pulso pode variar entre amplo e cheio ou pequeno e vazio. É caracterizado de acordo com a intensidade das contrações cardíacas.

No pulso de tensão alta, a artéria é dura, difícil de ser comprimida. No pulso de tensão baixa, a artéria é mole, fácil de ser comprimida.

Procedimentos

a) Manter o cliente em posição confortável, deitado ou sentado.

b) Apoiar o braço, se o pulso verificado for o radial.

c) Colocar o dedo indicador e anular no local e pressionar levemente, sem comprimir o local. Não usar o dedo polegar, pois sua pulsação pode ser confundida com a do cliente.

d) Contar o número de batimentos do pulso em um minuto.

e) Comunicar qualquer alteração no ritmo cardíaco.

f) Anotar a frequência e o ritmo cardíacos.

Verificação do pulso apical:

Procedimentos

a) Colocar o diafragma do estetoscópio diretamente sobre a pele do cliente no hemitórax esquerdo, aproximadamente à altura do apêndice xifoide.

b) Contar os batimentos cardíacos em um minuto.

c) Anotar a frequência e o ritmo cardíacos.

Verificação do pulso apical-radial:

O pulso apical-radial deve ser preferencialmente verificado por duas pessoas simultaneamente, em um mesmo relógio, sendo realizada a contagem do número de batimentos cardíacos em um minuto.

9.4 Respiração

É a troca de gases entre o organismo e o meio ambiente que consiste basicamente na absorção de oxigênio, inspiração que permite a entrada de oxigênio nos pulmões, e a eliminação de gás carbônico, expiração que permite a saída do ar contido nos pulmões.

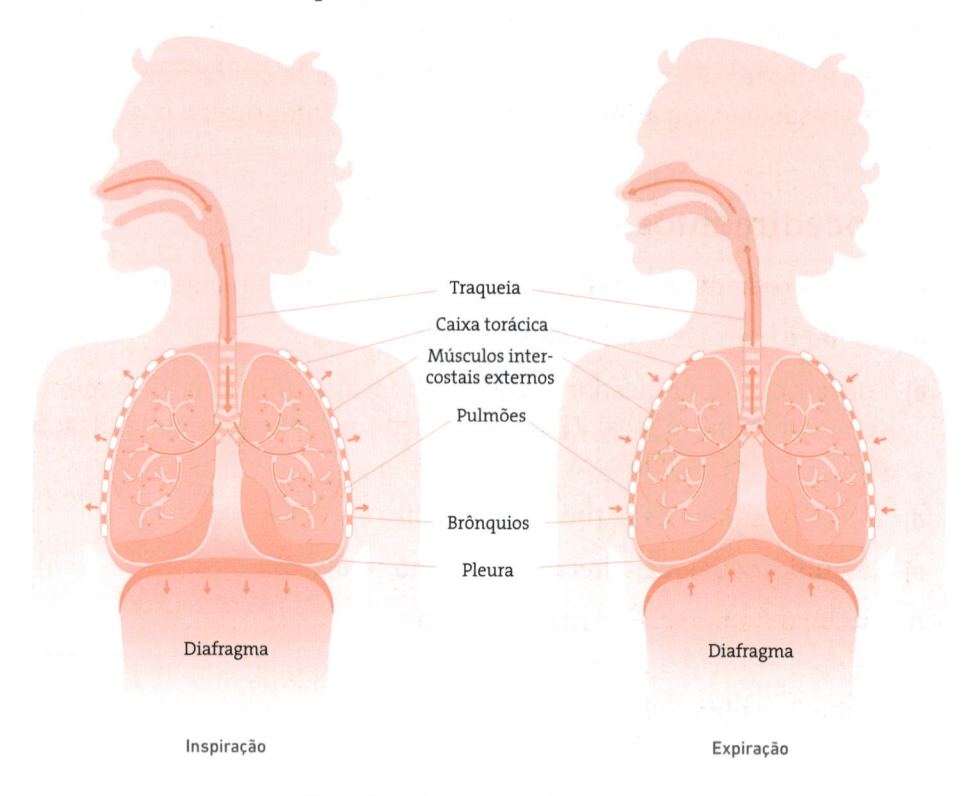

Figura 9.4 Movimentos da respiração.

A respiração pode ser costal superior (mulher), costal inferior (homem) e abdominal ou diafragmática (criança).

Quadro 9.3 Frequência respiratória em adultos, crianças e lactentes

\	Frequência respiratória
Adultos	14 a 20 mpm*
Lactentes	34 a 40 mpm
2 anos	24 a 32 mpm
10 anos	20 a 26 mpm

* Movimentos por minuto.
Fonte: Dugás (1983).

As alterações na frequência respiratória são classificadas como:

a) Taquipneia: frequência respiratória rápida e superficial.

b) Polipneia: frequência respiratória aumentada e superficial.

c) Hiperpneia: frequência respiratória aumentada e profunda.

d) Bradipneia: frequência respiratória lenta e com profundidade normal.

e) Oligopneia ou hipopneia: frequência respiratória lenta e superficial.

f) Espanopneia: frequência respiratória lenta e profunda.

O ritmo da respiração pode ser normal e uniforme, nos casos de indivíduos sadios, chamado eupneia, ou pode ser anormal, como:

a) Apneia: parada respiratória.

b) Cheyne-Stokes: respiração que apresenta períodos de dispneia, bradipneia e apneia. Os movimentos respiratórios aumentam e diminuem, e após uma pausa o ciclo reinicia. As fases de taquipneia duram cerca de 30 segundos.

c) Kusmaul: é a respiração profunda mais típica, caracterizada por uma inspiração mais profunda e ruidosa, seguida de pausa, depois uma breve e queixosa expiração, seguida de nova pausa.

d) Biot: respiração periódica caracterizada pela presença de períodos de apneia de duração variável de até 30 segundos. Pode ser repetida em intervalos regulares e irregulares.

e) Dispneia: dificuldade de respirar. O cliente apresenta-se cianótico, com a pele em tom cinza-azulado, que se manifesta inicialmente em torno dos lábios e se estende para toda a periferia de mãos, pés e corpo todo.

f) Ortopneia: tem a possibilidade de respirar na posição sentada.

Procedimentos

a) Manter o cliente sentado ou deitado no leito.

b) Ser natural, não deixando que o cliente perceba que sua respiração está sendo contada, pois pode causar-lhe ansiedade.

c) Observar quando o tórax sobe e desce, ou os movimentos do abdome e contar durante um minuto.

d) Anotar o número de movimentos respiratórios por minuto.

9.5 Pressão arterial

Pressão arterial é definida como a pressão exercida nas paredes dos vasos sanguíneos pela força de contratilidade do músculo cardíaco que bombeia o sangue.

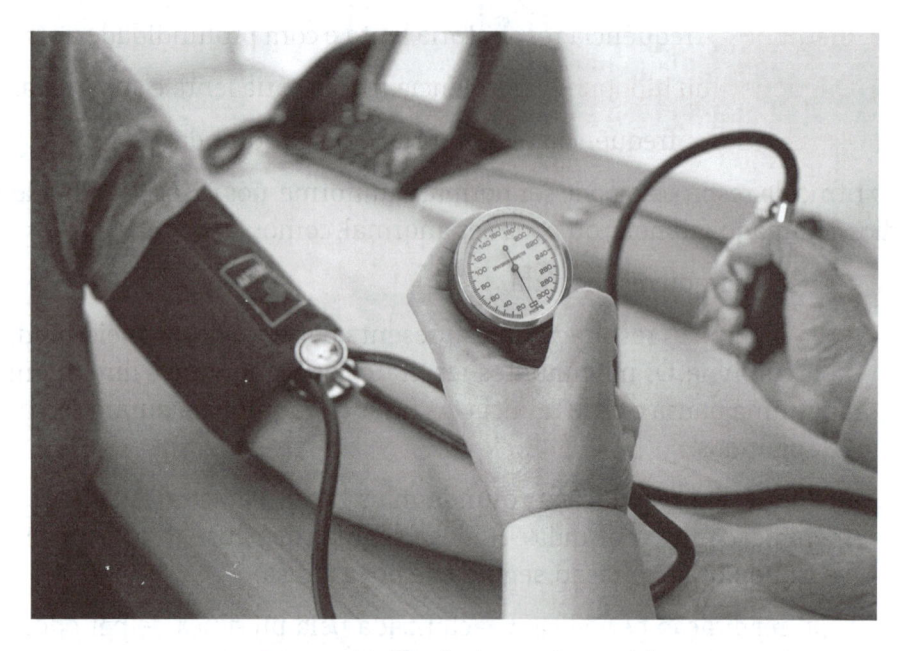

Figura 9.5 Verificação da pressão arterial.

Os fatores que determinam o grau de tensão sobre os vasos são:

a) força de contração do músculo cardíaco;
b) elasticidade das paredes arteriais;
c) resistência vascular periférica;
d) quantidade de sangue circulante;
e) viscosidade sanguínea.

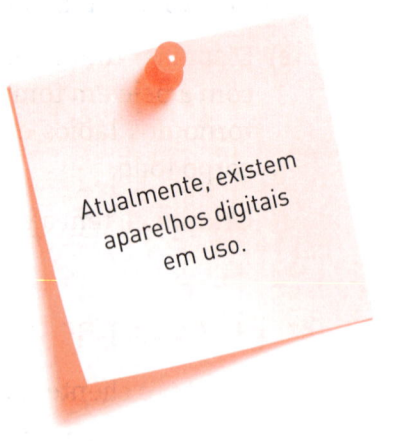

Atualmente, existem aparelhos digitais em uso.

Alguns fatores fisiológicos que modificam a pressão arterial são idade, postura, digestão, sexo e drogas. Já os fatores patológicos são convulsões, arteriosclerose, aumento da pressão intracraniana, hemorragia, choque e doenças infectocontagiosas.

Quadro 9.4 Tabela de variação da pressão

Valores pressóricos	
Pressão arterial elevada (hipertensão)	150 × 110 mmHg
Pressão arterial baixa (hipotensão)	100 × 60 mmHg
Pressão convergente (máxima e mínima se aproximam)	120 × 90,5 mmHg
Pressão divergente (máxima e mínima se distanciam)	120 × 40 mmHg
Valores pressóricos	
Deitado	120 × 70 mmHg
Sentado	100 × 55 mmHg
Em pé	98 × 52 mmHg

Os locais para a verificação da pressão arterial são:

a) Braço: artéria braquial.

b) Perna: artéria pediosa.

c) Coxa: artéria poplítea.

Os equipamentos usados para a verificação da pressão arterial são:

a) Esfigmomanômetro: aparelho constituído de manômetro de mercúrio graduado em mmHg e manguito com conexão de uma pera de borracha munida de um parafuso por onde entra e sai o ar.

b) Estetoscópio clínico.

Procedimentos

a) Orientar o cliente quanto ao procedimento.

b) Preparar o aparelho.

c) Colocar o cliente sentado ou deitado em posição confortável.

d) Sempre apoiar o braço aproximadamente na altura do coração.

e) Levantar a manga, deixando o braço descoberto.

f) Ajustar o manguito ao braço acima do cotovelo.

g) Sentir a pulsação da artéria braquial com as pontas dos dedos na parte anterior da articulação do cotovelo do cliente.

h) Limpar as olivas do estetoscópio com álcool a 70% antes de colocar nos ouvidos.

i) Colocar sobre a artéria braquial do cliente o diafragma e o estetoscópio.

j) Fechar a válvula de ar e insuflá-la rapidamente até que o movimento indique 200 mmHg aproximadamente.

k) Abrir lentamente a válvula e observar no manômetro o número correspondente ao primeiro ruído – pressão sistólica máxima.

l) Observar o número correspondente ao último som em que se ouve modificação e registrar – pressão diastólica mínima.

m) Em caso de dúvida, verificar novamente.

n) Desprender o manguito.

o) Anotar os valores pressóricos verificados.

CAPÍTULO 10

Técnicas de Higiene

Considerações iniciais

Neste capítulo, descreveremos as técnicas de higiene utilizadas pelos profissionais da enfermagem.

10.1 Higiene oral – clientes dependentes da enfermagem

Faz parte da promoção do conforto do cliente a remoção das sujidades dos dentes e da cavidade oral por meio de escovas ou outros recursos. Esse cuidado também previne infecções. É preciso tomar cuidados quanto à sensibilidade das gengivas do cliente para evitar agressões locais.

Materiais

a) 10 cm de fita adesiva;
b) 1 unidade de cuba rim;
c) 1 unidade de espátula;
d) 10 mL de solução antisséptica oral;

e) 1 pacote de gaze;
f) 1 copo com água;
g) 1 par de luvas de procedimento;
h) 1 saco plástico ou cuba rim forrada;
i) 1 unidade de toalha.

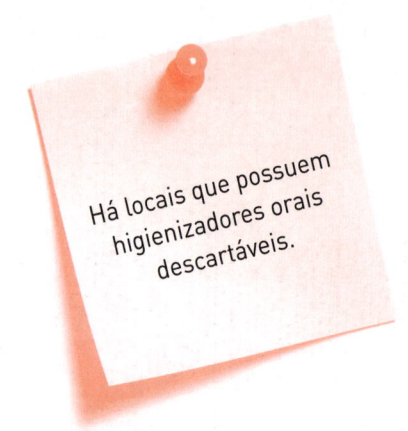

Há locais que possuem higienizadores orais descartáveis.

Procedimentos

a) Colocar o cliente em Fowler, se possível.
b) Proteger a roupa do leito com toalha.
c) Montar as gazes com espátula.
d) Proceder à limpeza dos dentes com a solução para higiene oral.
e) Fazer a limpeza de toda cavidade oral.
f) Secar os lábios do cliente.
g) Organizar o material.

10.2 Higiene íntima – feminina e masculina

Técnica fundamental para proporcionar sensação de limpeza e higiene. Trata-se da limpeza dos órgãos genitais femininos e masculinos.

Materiais

a) 1 unidade de bandeja;
b) 1 jarro com água morna;
c) 1 par de luvas de procedimento;
d) 1 unidade de comadre e/ou papagaio;
e) 1 biombo, se necessário;
f) 1 unidade de toalha.

Procedimentos

a) Explicar ao cliente a finalidade do procedimento.
b) Preparar o material.
c) Retirar a calça do cliente.
d) Cobrir o abdome com toalha ou lençol.
e) Calçar a luva.
f) Colocar a comadre ou o papagaio.
g) Lavar a região e retirar todo o sabão.
h) Secar bem o local.
i) Vestir o cliente.
j) Organizar o material.
k) Fazer as anotações de enfermagem.

10.3 Banho no leito

Realizado em clientes acamados, totalmente dependentes da enfermagem. Trata-se da higiene corporal desses clientes. Durante o banho, é importante observar as condições da pele do cliente e outros sinais.

Materiais

a) 1 unidade de bandeja;
b) 1 unidade de sabonete;
c) 1 unidade de cuba rim;
d) 1 jarro de barro com água morna;
e) 1 unidade de bacia;
f) 1 par de luvas de procedimento;
g) 1 conjunto de roupas para troca do leito;
h) 4 unidades de toalhas;
i) 1 unidade de comadre/pagagaio;

j) 1 unidade de biombo, se necessário;
k) 20 mL de solução hidratante;
l) 1 unidade de bandeja.

Procedimentos

a) Explicar o procedimento para o cliente.
b) Preparar o material e o ambiente.
c) Lavar o couro cabeludo.
d) Lavar o rosto do cliente e enxugar.
e) Lavar o pescoço e enxugar.
f) Lavar os membros superiores sempre de modo distal para o proximal.
g) Lavar as axilas e enxugar.
h) Lavar as mãos do cliente e enxugar.
i) Lavar e enxugar o tórax e o abdômen, começando pelo lado mais distante e, depois, o mais próximo.
j) Lavar membros inferiores e enxugar.
k) Virar o cliente em decúbito lateral.
l) Lavar e enxugar as costas.
m) Massagear com solução hidratante o tórax anterior e posterior, abdome e braços.
n) Virar o cliente em decúbito dorsal.
o) Cobrir a região genital com toalha.
p) Lavar as pernas e enxugar.
q) Fazer a lavagem íntima colocando a comadre ou o papagaio.
r) Lavar os pés e enxugar.
s) Fazer a massagem nos membros inferiores e pés com solução hidratante.
t) Arrumar o leito.
u) Organizar o material.
v) Fazer as anotações de enfermagem.

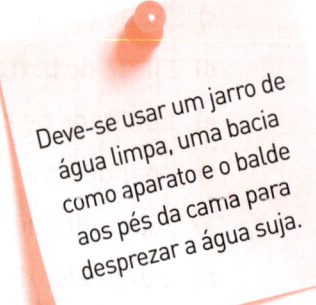

> Deve-se usar um jarro de água limpa, uma bacia como aparato e o balde aos pés da cama para desprezar a água suja.

10.4 Tricotomia

É a remoção dos pelos de determinada área do corpo. Deve ser feita com extremo cuidado para que não ocorram lesões e posteriormente facilitem o acesso a micro-organismos oportunistas.

Materiais

a) 1 unidade de aparelho de barbear;
b) 1 cuba com água;
c) 5 mL de sabão líquido;
d) 1 unidade de toalha;
e) Anotar o procedimento.

> Também pode ser utilizado o tricotomizador.

Procedimentos

a) Preparar o material.
b) Providenciar o aparelho de barbear novo, diminuindo os riscos de lesão na face.
c) Orientar o cliente quanto ao procedimento.
d) Fazer a tricotomia local.
e) Encaminhar o cliente para o banho.

> Deve-se cuidar para não lesionar a pele do cliente durante o procedimento, evitando expô-lo ao risco de infecções.

10.5 Higiene ocular

A higiene ocular deve ser feita sempre que necessário, ou na presença de secreções. É de extrema importância em clientes comatosos.

Materiais

a) 1 unidade de bandeja;
b) 1 pacote de gaze;
c) 10 mL de soro fisiológico 0,9%.

Procedimentos

a) Lavar as mãos.
b) Organizar o material.
c) Orientar o cliente quanto ao procedimento.
d) Embeber a gaze com soro fisiológico 0,9%.
e) Passar levemente a gaze entre as pálpebras.
f) Se o cliente estiver consciente, solicitar que abra os olhos.
g) Realizar o procedimento quantas vezes for necessário, para remover as secreções.
h) Retirar e desprezar o material utilizado.
i) Retirar as luvas.
j) Lavar as mãos.
k) Fazer as anotações de enfermagem.

10.6 Lavagem intestinal

Consiste na remoção das fezes por meio de soluções próprias instiladas no local.

Materiais

a) 1 frasco de Clister ou Fleet Enema (conforme prescrição/geralmente 1 por dia);
b) 1 unidade de papel higiênico;
c) 1 unidade de comadre e/ou papagaio;
d) 1 par de luvas de procedimento.

Procedimentos

a) Explicar ao cliente o procedimento.
b) Preparar o material.
c) Colocar o cliente em posição de Sims, de decúbito lateral esquerdo e perna direita fletida.

- d) Amornar o líquido de Clister.
- e) Afastar a prega interglútea e instilar o líquido.
- f) Colocar o cliente na comadre ou no papagaio, deixando o papel higiênico à mão, nos casos de clientes dependentes, ou encaminhá-lo ao banheiro.
- g) Fazer higiene íntima.
- h) Retirar o material usado.
- i) Limpar e organizar o material.
- j) Fazer anotação de enfermagem.

10.7 Cuidados com o corpo após a morte

Materiais

- a) 1 unidade de bandeja;
- b) 2 pares de luvas de procedimento;
- c) 30 bolas de algodão;
- d) 3 etiquetas;
- e) 1 unidade de pinça Cherron;
- f) 100 cm de esparadrapo;
- g) 1 unidade de tesoura;
- h) biombos, se necessário;
- i) 3 unidades de lençol;
- j) 1 troca de roupas do cliente.

Procedimentos

- a) Colocar os biombos, se necessário.
- b) Aspirar o cliente.
- c) Ficar em silêncio durante o preparo do cliente.
- d) Alinhar o corpo do cliente.

e) Retirar as roupas do cliente.

f) Se necessário, banhar o corpo do cliente.

g) Substituir curativos sujos por limpos e ocluir orifícios.

h) Tamponar ouvidos, orofaringe, rinofaringe, vagina e reto com mecha de algodão. Usar esparadrapo na boca.

i) Vestir a roupa.

j) Colocar a 1ª etiqueta de identificação na pele; a 2ª, no lençol que envolverá o cliente; encaminhar a 3ª para a recepção central.

k) Amarrar o queixo, os pés e as mãos com ataduras.

l) Transportá-lo, após confirmação da identificação, para o necrotério.

m) Anotar todo o procedimento realizado e o encaminhamento do cliente ao necrotério no seu prontuário.

Dados da etiqueta:

a) Nome.

b) Leito.

c) Clínica.

d) Data e hora do óbito.

e) Médico responsável.

CAPÍTULO 11

Técnicas de Sondagem

Considerações iniciais

Neste capítulo, descreveremos as técnicas de sondagem realizadas pelos enfermeiros.

Sondagem vesical:

Realizada com a finalidade de esvaziar a bexiga do cliente por meio da introdução de uma sonda no meato uretral.

Sondagem vesical de alívio:

É a introdução da sonda no meato uretral para o esvaziamento da bexiga, sendo, logo após, retirada a sonda.

Materiais

a) 1 unidade de bandeja;
b) pacote contendo 1 cuba rim, 1 cúpula, 1 pinça e gaze;
c) 1 par de luvas estéreis;

d) 1 unidade de sonda nelaton;

e) 20 mL de solução para antissepsia;

f) biombos, se necessário;

g) material (1 jarro, 1 comadre/papagaio, 10 mL de sabão líquido) para higiene íntima.

Procedimentos

a) Explicar ao cliente a finalidade do tratamento e como será realizado.

b) Fazer higiene íntima antes do procedimento, se necessário.

c) Colocar o cliente em posição dorsal, com os joelhos fletidos.

d) Expor as genitais.

e) Expor o material evitando contaminação.

f) Calçar luvas estéreis.

g) Fazer antissepsia local seguindo os princípios científicos, evitando contaminação.

h) Introduzir a sonda no meato urinário e observar a drenagem da urina na cuba rim.

i) Retirar a sonda após a drenagem de toda urina.

j) Organizar o material.

k) Anotar no prontuário o volume drenado, o aspecto, a cor da urina e observação de alguma anormalidade na região genital.

l) Anotar no prontuário queixas do cliente durante o procedimento.

Sondagem vesical de demora:

É a introdução da sonda no meato uretral para o esvaziamento da bexiga, pois a sonda permanece na bexiga o tempo que for necessário ao tratamento.

Materiais

a) 1 unidade de bandeja;

b) pacote contendo 1 cuba rim, 1 cúpula, 1 pinça e gaze;

c) 1 unidade de sonda Folley;

d) 1 unidade de seringa de 20 mL;

e) 20 mL de água destilada;

f) 1 unidade de coletor de urina (sistema fechado);

g) 20 mL de água destilada;

h) 20 mL de polvedine (PVPI);

i) 10 g de xilocaína geleia;

j) material (1 jarro, 1 comadre/papagaio, 10 mL de sabão líquido) para higiene íntima, se necessário.

Procedimentos

a) Preencher o rótulo do coletor de urina (sistema coletor fechado) com nome e data.

b) Explicar ao cliente a finalidade do procedimento e como será realizado.

c) Preparar o material.

d) Fazer lavagem externa, se necessário.

e) Calçar luva estéril.

f) Evitar contaminar o material, testar o balão da sonda, insuflando com técnica estéril com ar por meio de uma seringa dentro da sonda/conectar sistema fechado antes da passagem da sonda.

g) Fazer a sondagem pela técnica asséptica.

h) Insuflar balão da sonda com água destilada (quantidade determinada pelo fabricante). Verificar quantidade marcada na extremidade da sonda.

i) Introduzir totalmente a sonda e, após a insuflação, tracioná-la até obter resistência.

j) Observar drenagem da urina.

k) Fixar a sonda na parte interna da coxa do cliente.

l) Organizar o material.

m) Anotar o procedimento no prontuário, volume drenado, aspecto e cor da urina.

Sondagem vesical feminina:

a) Passar xilocaína geleia na sonda vesical.

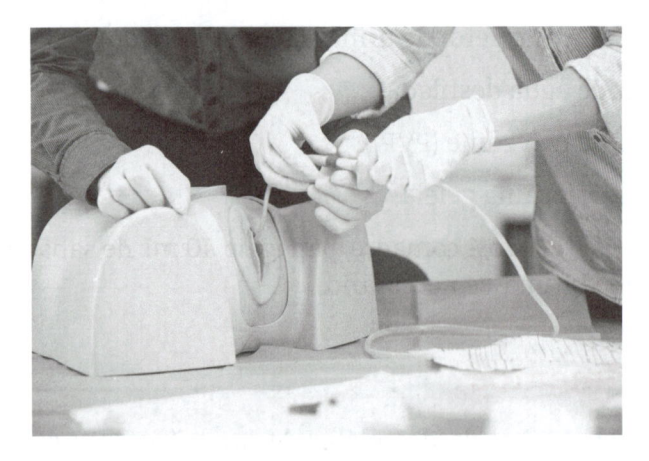

Figura 11.1 Sondagem vesical feminina.

b) Anotar no prontuário queixas do cliente durante o procedimento.

Sondagem vesical masculina:

a) Após higiene íntima e assepsia local, introduzir, com técnica asséptica, xilocaína geleia na uretra (10 mL).

Sondagem gástrica:

É a introdução de uma sonda via nasal ou oral no estômago do cliente com a finalidade de drenagem de líquidos, infusão de alimentos, medicamentos e hidratação de clientes impossibilitados de deglutir.

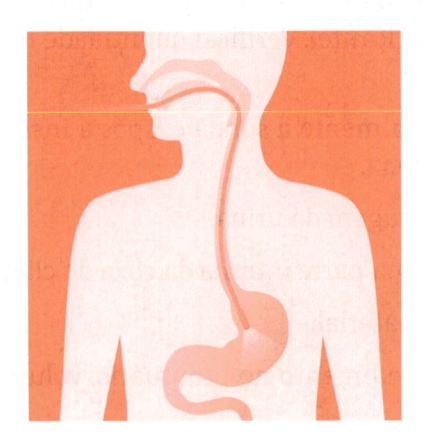

Figura 11.2 Sondagem vesical gástrica.

Materiais

a) Bandeja;

b) 1 unidade de sonda nasogástrica;

c) 1 unidade de seringa de 20 mL;

d) 1 pacote de gaze;

e) 20 cm de esparadrapo e/ou micropore;

f) 100 mL de água filtrada;

g) 1 unidade de toalha;

h) 1 par de luvas de procedimento;

i) 10 g de xilocaína geleia;

j) 1 unidade de bolsa coletora descartável;

k) 1 unidade de extensão;

l) 1 unidade de estetoscópio.

Procedimentos

a) Explicar ao cliente a finalidade do procedimento e como será realizado.

b) Preparar o material.

c) Colocar o cliente em posição de Fowler ou sentado, com a cabeça ligeiramente inclinada para a frente.

d) Proteger o cliente com a toalha.

e) Medir a sonda da boca ao lobo inferior da orelha e deste até o estômago.

f) Lubrificar a sonda com xilocaína geleia.

g) Introduzir pela boca ou narina, pedindo para que o cliente deglута a sonda e respire pela boca.

h) Oferecer água ao cliente, facilitando a introdução da sonda.

i) Verificar se a sonda está no estômago, aspirando com a seringa o conteúdo gástrico e testando no copo com água.

j) Conectar bolsa coletora (em caso de NSG aberta).

k) Fixar a sonda em "T", ou seja, proteger a base até a ponta do nariz com micropore ou outro material adesivo mais suave, e fixar a sonda sobre o material, para evitar muito atrito e lesões nessa área.

l) Organizar o material.

m) Anotar no prontuário tipo e número da sonda, aspecto da drenagem e reações do cliente durante o procedimento.

Sondagem nasoenteral:

É a introdução de uma sonda, via nasal, que passa pelo estômago e fica introduzida no intestino, permitindo a infusão de dietas e medicamentos aos clientes impossibilitados de deglutir.

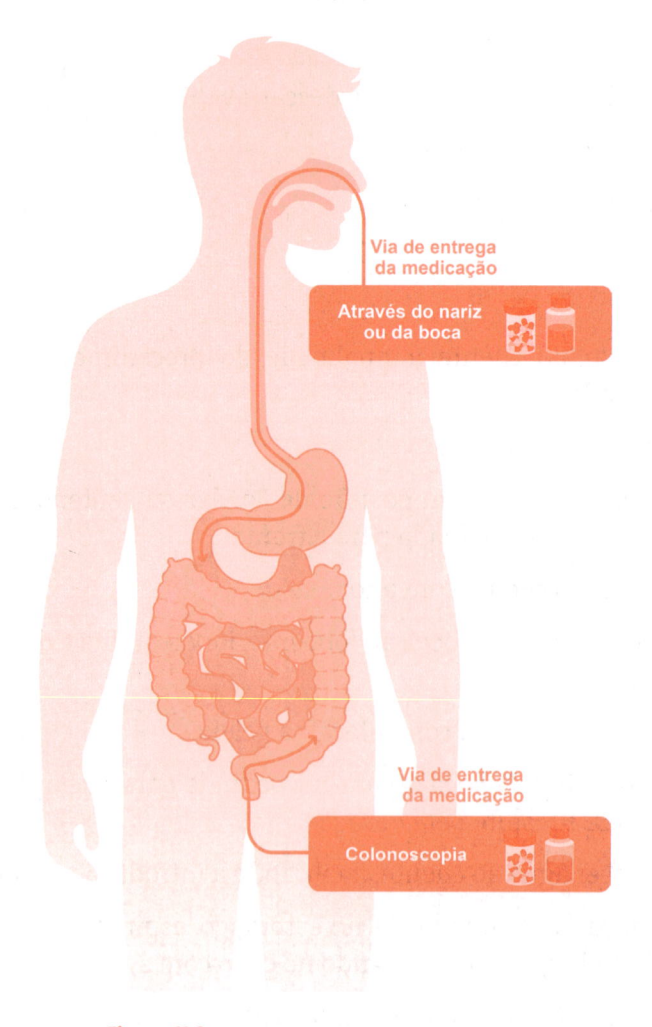

Figura 11.3 Sondagem vesical nasoenteral.

Materiais

a) 1 unidade de bandeja;
b) 1 unidade de sonda nasoenteral com fio guia;
c) 1 unidade de seringa de 20 mL;
d) 1 pacote de gaze;
e) 20 cm de esparadrapo e/ou micropore;
f) 1 unidade de toalha;
g) 1 par de luvas de procedimento;
h) 10 g de xilocaína geleia.

Procedimentos

a) Explicar ao cliente a finalidade do procedimento e como será realizado.
b) Preparar o material.
c) Colocar o cliente em posição de Fowler ou sentado, com a cabeça ligeiramente inclinada para a frente.
d) Proteger o cliente com a toalha.
e) Medir a sonda da boca ao lobo inferior da orelha e deste até a região hipogástrica.
f) Lubrificar a sonda com xilocaína geleia.
g) Introduzir pela narina, com fio guia previamente testado na sonda.
h) Confirmar se a sonda está corretamente posicionada.
i) Retirar fio guia.
j) Fixar a sonda em "T", ou seja, proteger a base até a ponta do nariz com micropore ou outro material adesivo mais suave e fixar a sonda sobre o material, para evitar muito atrito e lesões nessa área.
k) Organizar o material.
l) Anotar no prontuário o procedimento, tipo de sonda e reações do cliente.
m) Aguardar três horas para infundir a dieta.

> Se for rotina do serviço, o médico solicita um raio X de controle para verificar o posicionamento da sonda antes de autorizar a infusão da dieta.

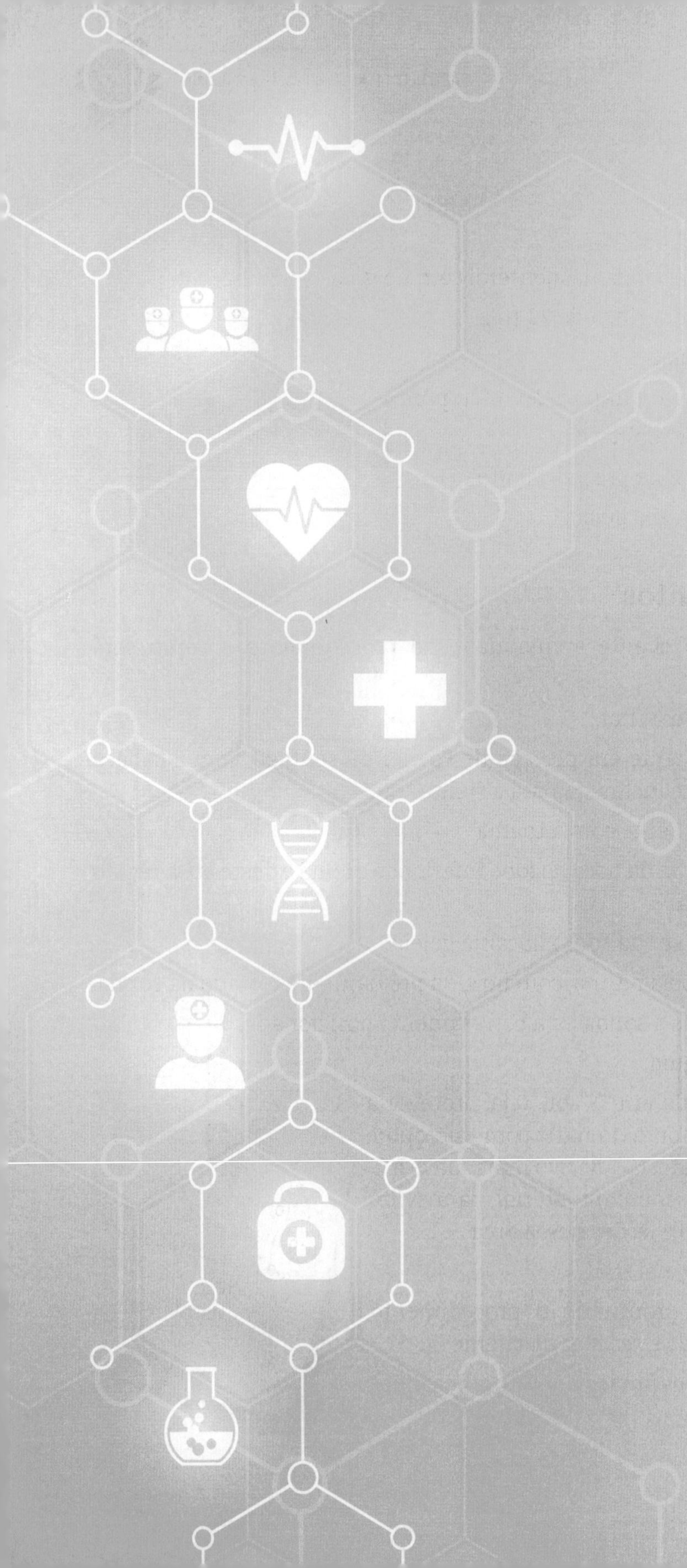

CAPÍTULO 12

Técnicas para Incontinência Urinária

Considerações iniciais

Neste capítulo, descreveremos as técnicas de enfermagem desenvolvidas para a incontinência urinária.

Dispositivo para incontinência urinária masculina:

Quanto menor for o tempo de uso da sonda vesical, melhor será para o cliente, pois são reduzidos os riscos de infecção. Por isso, é sempre indicado nos casos em que, ao retirar a sonda, se o cliente apresentar incontinência urinária, seja colocado um dispositivo para incontinência que também pode ser usado em casos em que o cliente não tem controle sobre o ato de urinar, como alguns idosos.

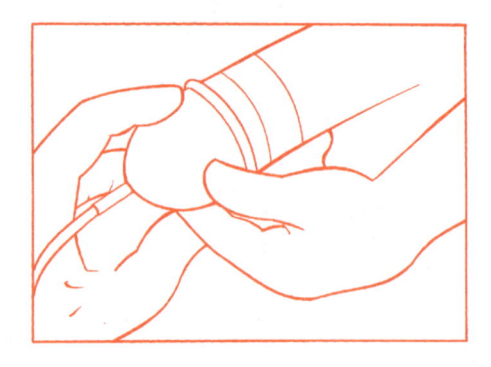

Figura 12.1 Dispositivo para incontinência urinária.

Materiais

a) 1 unidade de dispositivo para incontinência urinária (tem o formato de um preservativo conectado a um frasco de drenagem);
b) 20 cm de fita adesiva;
c) 1 par de luvas de procedimento.

Procedimentos

a) Lavar as mãos.
b) Colocar o material em uma bandeja.
c) Orientar o cliente quanto ao procedimento.
d) Fazer a higiene íntima no cliente de acordo com a técnica recomendada.
e) Introduzir o dispositivo no pênis e, se for necessária a fixação com uma fita adesiva, deve-se tomar muito cuidado para não garrotear o pênis.
f) Conectar o dispositivo ao frasco de drenagem.
g) Verificar se está drenando adequadamente e se o dispositivo não está solto no momento da micção.
h) Fixar o cateter de drenagem na face interna da coxa para a qual o pênis está voltado.
i) Recolher o material.
j) Lavar as mãos.

Controle de diurese:

Trata-se da coleta de urina em um período de 24 horas. O débito da urina será feito com intervalo de horas, determinado de acordo com as condições clínicas do cliente.

Materiais

- a) 1 unidade de frasco graduado;
- b) 1 unidade de frasco identificado com tampa;
- c) 1 par de luvas de procedimento;
- d) 30 cm de fita adesiva.

Procedimentos

- a) Identificar o frasco com nome do cliente, número do leito, unidade de internação.
- b) Sempre que o cliente solicitar, colocar a comadre ou o papagaio no cliente.
- c) Colocar a urina no frasco graduado e verificar a quantidade.
- d) Desprezar a urina no vaso sanitário.
- e) Anotar o débito em impresso próprio.

Controle de diurese de 24 horas em SVD:

Em determinadas patologias, torna-se necessário o controle rigoroso da diurese do cliente em um período de 24 horas.

Materiais

- a) 1 par de luvas de procedimento;
- b) 1 folha de impresso próprio de balanço hídrico.

Procedimentos

- a) Comunicar toda equipe sobre o controle de diurese.
- b) A cada duas horas, observar e anotar a quantidade de líquidos ingeridos e infundidos.

c) Anotar o aspecto da diurese e debitar em impresso próprio.

d) Mensurar também se houver vômito, diarreia e líquidos de drenagens.

e) Não deixar que a bolsa coletora da diurese fique muito cheia; calçar luvas, desprezar diurese e anotar o débito.

Irrigação vesical:

É a instilação de solução fisiológica continuamente por meio de sondagem vesical de demora para remover o sangue presente na urina em pós-operatório de cirurgia de próstata.

Materiais

a) Solução fisiológica 0,9% frasco de 1.000/2.000/3.000 mL;

b) 1 unidade de equipo próprio de 2 vias;

c) 1 unidade de suporte de soluções.

> Os frascos de S.F. 0,9% devem ser prescritos pelo médico e anotados em folha de balanço hídrico de entrada e saída de líquidos, pela enfermagem.

Procedimentos

a) Orientar o cliente sobre a importância do procedimento.

b) Conectar a solução no equipo e este na sonda. Fixar.

c) Abrir o sistema.

d) Controlar a drenagem em bolsa coletora.

e) Anotar o aspecto da drenagem e a quantidade de líquido drenado.

f) Anotar o procedimento.

g) Nunca deixar o sistema com o frasco de solução vazio. A irrigação deve ser contínua, conforme prescrição médica.

h) Comunicar ao médico qualquer intercorrência durante a irrigação.

CAPÍTULO 13

Técnicas para Coleta de Material Clínico para Exames Laboratoriais

Considerações iniciais

Neste capítulo, descreveremos as técnicas de coleta de material clínico pelos profissionais da enfermagem.

A coleta de material clínico para exames laboratoriais consiste na coleta de fezes, urina, escarro, sangue e outros para realização de exames diagnósticos complementares.

Coleta de sangue:

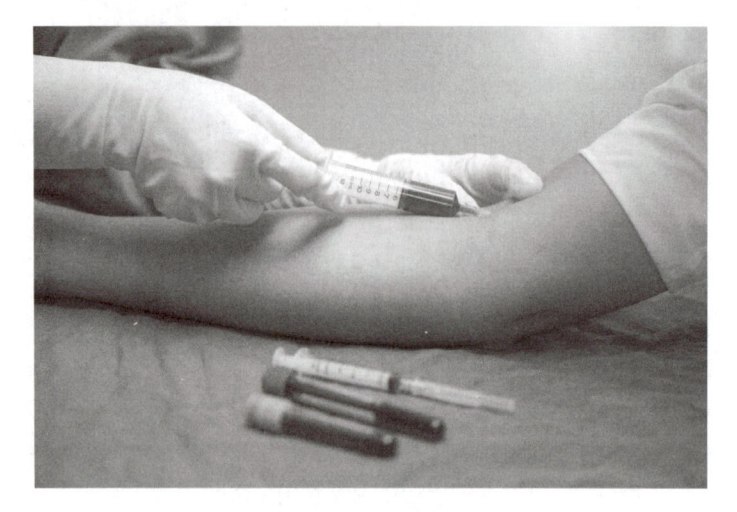

Figura 13.1 Coleta de sangue.

Materiais

a) 1 par de luvas de procedimento;

b) 1 unidade de scalp nº 21 ou 23, ou agulha 30 × 06 ou 30 × 07;

c) 1 unidade de seringa de 10 mL;

d) 1 unidade de garrote;

e) 2 bolas de algodão;

f) 5 mL de álcool a 70%;

g) tubos para coleta de acordo com o pedido de exame de sangue.

Procedimentos

a) Orientar o cliente quanto à coleta.

b) Identificar o tubo de coleta: nome, data, hora e RG.

c) Fazer antissepsia do local da punção após a palpação.

> Os tubos para coleta já devem vir identificados pelo laboratório quanto ao conteúdo. Exemplos: tubo cinza: glicemia; tubo roxo: hemograma etc.

d) Colher o material.

e) Colocar nos tubos previamente identificados.

f) Encaminhar junto com o pedido para o laboratório.

Coleta de hemocultura:

É a coleta de sangue com técnica própria para verificação de presença de infecção, determinando seus micro-organismos causadores.

Materiais

a) 10 mL de PVPI tópico/degermante ou (se cliente alérgico) álcool a 70%;

b) 3 bolas de algodão;

c) 1 par de luvas de procedimento;

d) 1 unidade de garrote;

e) 1 unidade de seringa de 10 mL;

f) 1 unidade de agulha 30 × 07 ou scalp nº 21 ou 23;

g) 1 unidade de agulha 30 × 07 ou 30 × 06;

h) 1 frasco de hemocultura.

Procedimentos

a) Orientar o cliente quanto ao procedimento.

b) Conferir o pedido do exame.

c) Identificar o frasco com nome do cliente, hora, número do registro e data.

d) Fazer a antissepsia da pele (após a palpação).

e) Puncionar a veia colhendo 5 mL de sangue para adultos e de 1 a 2 mL de sangue para crianças (até 10 mL).

f) Desinfetar a boca do frasco de hemograma (HMC) com PVPI ou álcool a 70%.

g) Trocar a agulha antes de introduzir o sangue no frasco.

h) Colher no início do pico febril, com intervalos de 15 a 30 minutos ou conforme prescrição médica ou determinação da CCIH.

i) Encaminhar para o laboratório.

j) O número de amostras será colhido conforme solicitação médica. Nunca colher hemocultura de cateteres.

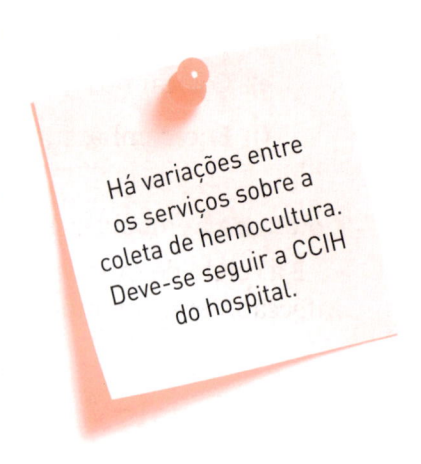

> Há variações entre os serviços sobre a coleta de hemocultura. Deve-se seguir a CCIH do hospital.

Coleta de urina:

É a análise da urina do cliente, verificando suas características.

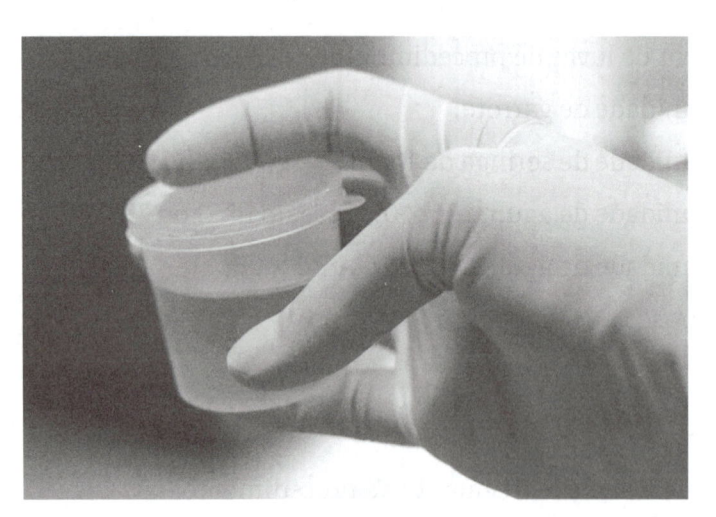

Figura 13.2 Coleta de urina.

Procedimentos

a) Conferir o pedido do exame.

b) Identificar o frasco com nome, hora e número do RG.

c) Orientar o cliente sobre o procedimento.

d) Realizar antissepsia com água e sabão.

e) Desprezar o primeiro jato.

f) Coletar o jato intermediário.
g) Colher preferencialmente a primeira urina da manhã.
h) Encaminhar ao laboratório.

Coleta de urina de cliente com sonda vesical:

Procedimentos

a) Identificar o frasco com nome, hora e número do RG.
b) Fazer assepsia com PVPI alcoólico no látex existente na porção próxima da sonda vesical.
c) Realizar a punção com agulha fina.
d) Colocar a urina em frasco estéril identificado.
e) Encaminhar para o laboratório.

> O correto é usar a bolsa coletora de urina, que possui uma área própria de silicone para punção e coleta de urina.

Coleta de secreção de incisão cirúrgica:

É a coleta de secreção presente em incisão cirúrgica, determinando a presença ou não de micro-organismos causadores de infecção local.

Procedimentos

a) Orientar o cliente quanto ao procedimento.
b) Identificar o tubo seco com nome, hora, data e número do RG.
c) Realizar a limpeza local com S.F. 0,9%.
d) Comprimir o tecido.
e) Colher a secreção com 2 swabs.
f) Encaminhar ao laboratório.

> Todo material colhido deve ser encaminhado imediatamente ao laboratório, para assegurar a sobrevivência e o isolamento dos micro-organismos.

Mensuração da glicemia capilar:

É a verificação, por meio de amostra de sangue capilar, da quantidade de glicose presente.

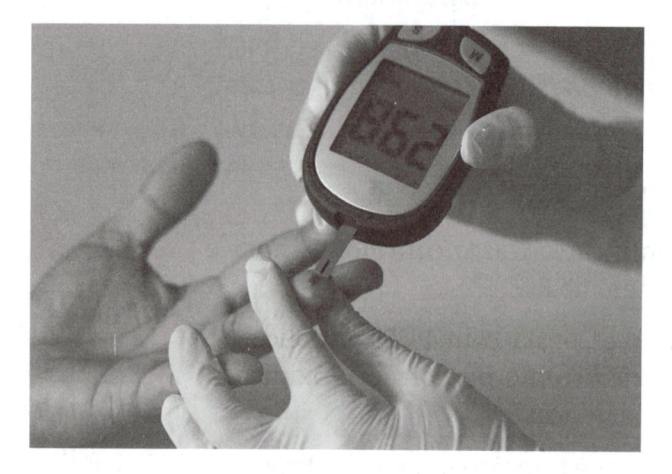

Figura 13.3 Mensuração de glicemia capilar.

Materiais

a) 1 unidade de fita de glicoteste;
b) 1 bola de algodão
c) 5 mL de álcool a 70%;
d) 1 pacote de gaze;
e) 1 unidade de agulha 13 × 4,5.

Procedimentos

a) Orientar o cliente quanto ao procedimento.
b) Preparar o material.
c) Posicionar um dos dedos em que será realizado o teste, de maneira que a gota de sangue pingue na fita reagente.
d) Passar algodão com álcool no dedo.
e) Comprimir o dedo acima do local a ser puncionado.
f) Fazer um pequeno furo com agulha de insulina no dedo.

g) Esperar a gota de sangue pingar sobre a fita – não esfregar o dedo na fita.

h) Aguardar por 30 segundos.

i) Passar levemente o papel sobre a fita para retirar o excesso de sangue. Aguardar 90 segundos.

j) Fazer leitura comparando o resultado da fita com o do frasco.

k) Limpar o dedo do cliente.

l) Organizar o material.

m) Anotar o resultado.

> Em caso de qualquer alteração, comunicar o enfermeiro ou o médico do cliente e medicar conforme prescrição. Se qualquer passo do teste for realizado erroneamente, você colocará em risco a vida do paciente, pois o resultado sairá alterado. Alguns testes têm especificidades diferentes, devendo ser feitos de acordo com a orientação do fabricante.

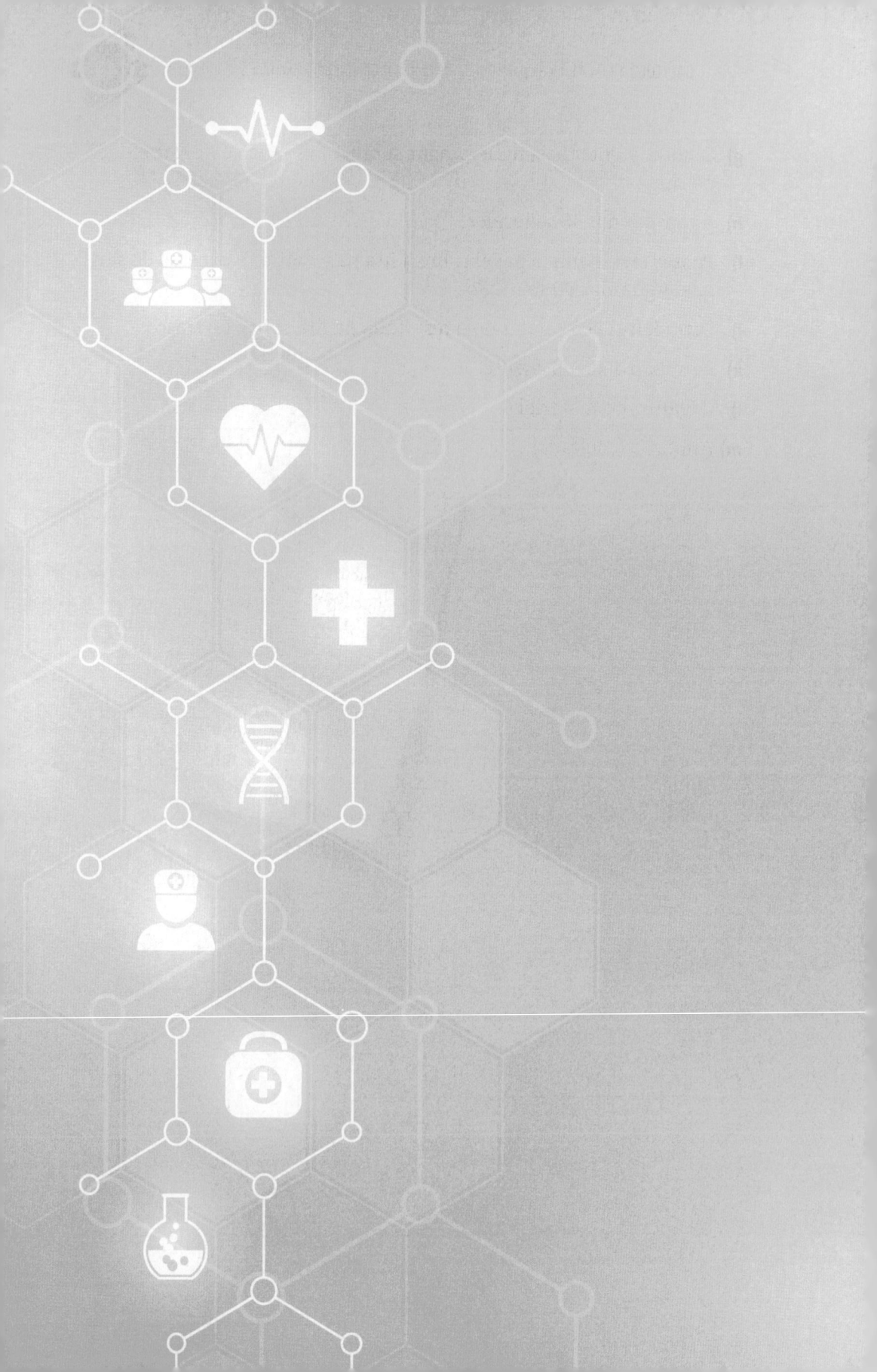

CAPÍTULO 14

Técnicas de Alguns Procedimentos

Considerações iniciais

Neste capítulo, descreveremos as técnicas de alguns procedimentos realizados pelos profissionais de enfermagem.

Preparo para punção venosa periférica:

A punção venosa significa criar um acesso para a infusão intravenosa de medicamentos e soluções por meio de um cateter intravenoso.

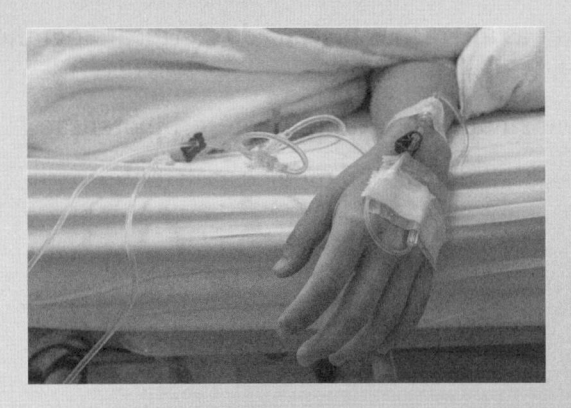

Figura 14.1 Punção venosa.

Materiais

a) Solução antisséptica;

b) garrote;

c) 1 par de luva de procedimento;

d) algodão;

e) gaze;

f) fita micropore;

g) tala (se necessário para crianças, idosos e clientes em período de agitação);

h) fita crepe (se necessário para crianças, idosos e clientes em período de agitação);

i) dispositivo de 3 vias (se for infundir soluções venosas simultâneas na mesma via de acesso).

Procedimentos

a) Orientar o cliente quanto ao procedimento.

b) Monitorar o cliente.

c) Verificar os sinais vitais.

d) Puncionar uma veia periférica calibrosa.

e) Instalar o medicamento antiarrítmico.

f) Observar o cliente durante a infusão do medicamento.

g) Observar as alterações no traçado eletrocardiográfico durante a infusão da droga.

h) Observar sinais de tontura, sudorese, hipotensão.

i) Comunicar alterações ao médico assistente.

Preparo de equipamentos e materiais para cardioversão química:

Materiais

a) Antiarrítmico prescrito;

b) solução para diluição da droga (conforme prescrição médica);

c) 1 unidade de equipo para infusão;

d) 1 kit de material para punção venosa (ver punção venosa);

e) 1 monitor cardíaco;

f) 3 ou 5 unidades de eletrodos.

Procedimentos

a) Orientar o cliente quanto ao procedimento.

b) Monitorar o cliente.

c) Verificar os sinais vitais.

d) Puncionar uma veia periférica calibrosa.

e) Instalar o medicamento antiarrítmico.

f) Observar o cliente durante a infusão do medicamento.

g) Observar as alterações no traçado eletrocardiográfico durante a infusão da droga.

h) Observar sinais de tontura, sudorese, hipotensão.

i) Comunicar alterações ao médico assistente.

Nos casos de reversão da arritmia pela cardioversão química, orientar a alta do cliente, bem como os medicamentos prescritos e a marcação de retorno.

O carro ou a maleta de urgência devem estar disponíveis e de fácil acesso no setor, bem como um marcapasso provisório e bandeja para passagem de marcapasso contendo:

- Bandeja de pequena cirurgia: duas pinças Kelly curvas, duas pinças Kelly retas, uma pinça dente de rato, uma pinça anatômica, um cabo de bisturi lâmina 11 ou 15, dois afastadores Farabeuf.

- Material para anestesia local: agulha 11 × 07, agulha 40 × 12, uma seringa de 10 mL, xilocaína sem vasoconstritor a 2%.

- Material para antissepsia da pele: PVPI tintura ou Cloroexidine.

Preparo de equipamentos e materiais para cardioversão elétrica:

A cardioversão elétrica é a aplicação de uma corrente elétrica externa para estimular o músculo cardíaco.

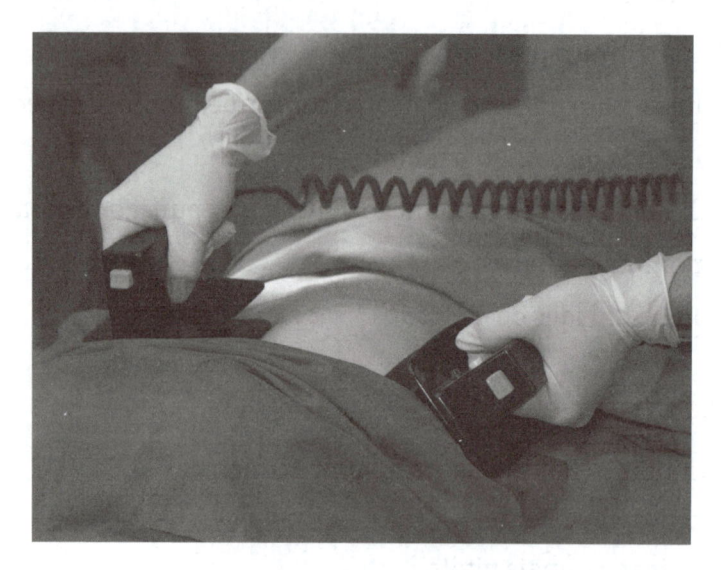

Figura 14.2 Cardioversão elétrica.

Materiais

a) 1 cardioversor;

b) 1 monitor cardíaco;

c) 3 ou 5 unidades de eletrodos;

d) 1 aparelho de eletrocardiograma;

e) 1 ambu, com máscara de extensão;

f) 1 umidificador de oxigênio e extensão;

g) 1 unidade de cateter de oxigênio;

h) 1 aspirador e extensão;

i) 1 unidade de cateter para aspiração;

j) 30 g de pasta condutora (gel);

k) material para punção venosa (ver punção venosa);

l) sedação prescrita pelo médico assistente.

Materiais de intubação

a) 1 laringoscópio com pilha;

b) 1 guia metálico;

c) 1 cânula endotraqueal (numeração conforme cliente);

d) 50 cm de cadarço;

e) 1 unidade de seringa de 20 mL;

f) 1 par de luvas de procedimento.

- Medicação disponível para casos de emergência trans ou pós-procedimento:

    a) 10 ampolas de adrenalina;

    b) 10 ampolas da atropina;

    c) 1 frasco de xilocaína a 2%.

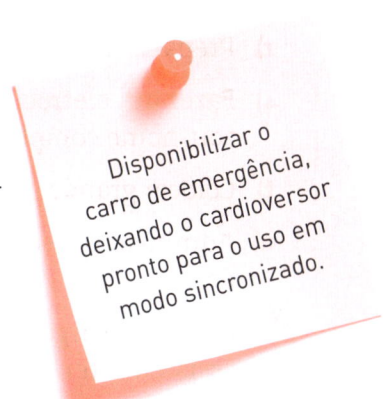

> Disponibilizar o carro de emergência, deixando o cardioversor pronto para o uso em modo sincronizado.

Procedimentos

a) Preparar o material.

b) Testar o cardioversor.

c) Certificar-se de que o equipamento está ligado na tomada ou na bateria.

d) Ligar o aparelho no botão indicado.

e) Colocar uma pequena carga (10 joules).

f) Distanciar as pás de seu corpo.

g) Disparar a carga por meio do botão indicado.

h) Cuidar para não tocar nas pás após colocada a carga, nem as aproximar de outra pessoa.

i) Colocar o aparelho de cardioversão em modo sincronizado.

j) Encaixar novamente as pás em seu suporte.

k) Testar o aspirador e o umidificador.

l) Testar o eletrocardiograma.

m) Orientar o cliente quanto ao procedimento.

n) Retirar todos os objetos de metal do cliente.

o) Monitorizar o cliente.

p) Puncionar uma veia periférica calibrosa.

q) Verificar sinais vitais.

r) Preparar a sedação conforme prescrição do médico assistente.

s) Fazer um eletrocardiograma e anotar data, hora, local, quem realizou, nome completo do cliente e idade.

t) Colocar grande quantidade de gel condutor nas pás.

u) Administrar a sedação lentamente, pedindo que o cliente conte até dez.

v) Colocar a carga solicitada pelo médico assistente. Após o médico assistente ter disparado o choque, ventilar o cliente com ambu e máscara.

w) Instalar oxigênio.

x) Controlar sinais vitais. Observar as respostas clínicas do cliente até o momento em que estiver bem acordado.

y) Realizar um eletrocardiograma.

z) Limpar o tórax do cliente.

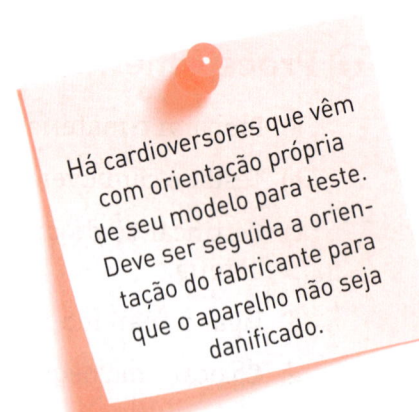

> Há cardioversores que vêm com orientação própria de seu modelo para teste. Deve ser seguida a orientação do fabricante para que o aparelho não seja danificado.

Preparo do material para passagem de cateter venoso central:

Para cateterização venosa central, utiliza-se um dispositivo venoso profundo, que é introduzido pela veia jugular interna ou subclávia, desembocando na veia cava superior para a infusão de medicamentos e nutrição parenteral. Essa via de acesso é viabilizada nos momentos em que o cliente não apresenta mais acesso venoso periférico, nos casos de clientes que necessitem de grande volume de soluções injetáveis, infusão rápida de drogas ou controle de pressão venosa central.

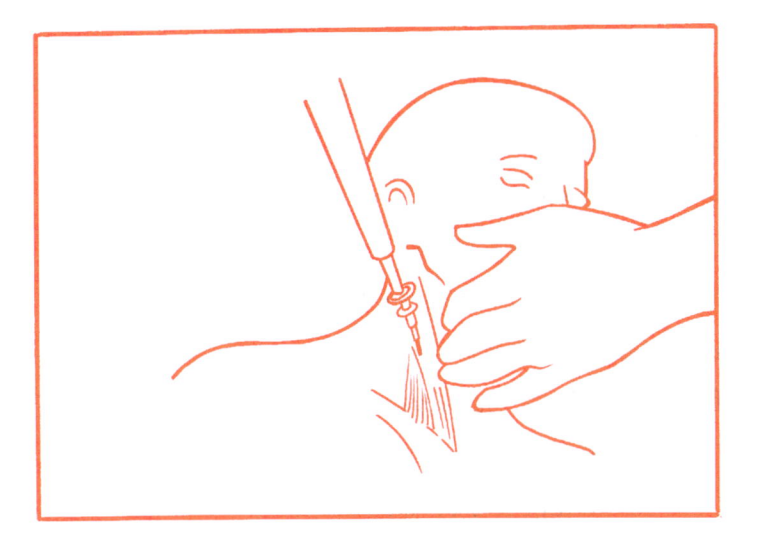

Figura 14.3 Punção da veia jugular interna.

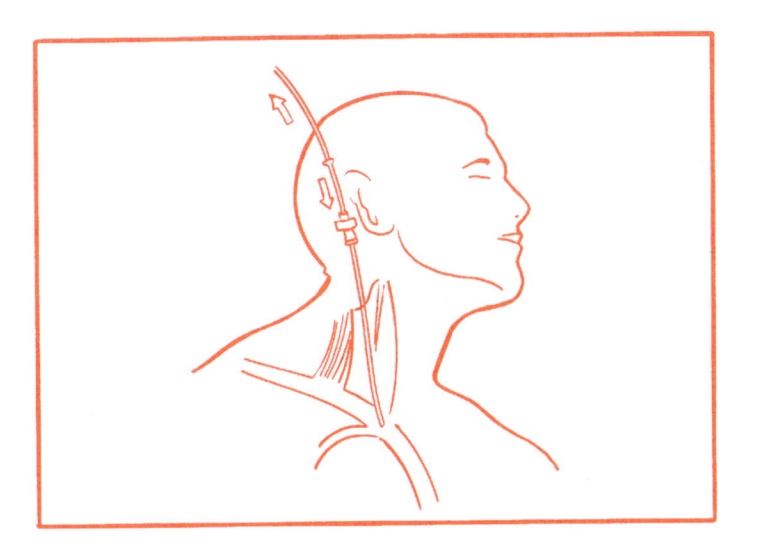

Figura 14.4 Retirada da agulha após introdução do cateter central.

Materiais

a) 1 unidade de bandeja de pequena cirurgia;
b) 1 par de luvas estéril;
c) 1 unidade de intracath;

d) 1 unidade de fio de sutura;

e) 1 unidade de polifix (se não houver, torneirinha de 3 vias);

f) 1 unidade de lâmina 11 ou 15;

g) 1 unidade de seringa de 20 mL;

h) 1 unidade de agulha 30 × 07 ou 13 × 4,5;

i) 10 mL de xilocaína a 2% sem vasoconstritor;

j) 1 unidade de equipo para infusão;

k) 1 frasco de solução fisiológica 0,9% 250 mL;

l) 50 mL de PVPI tópico;

m) 50 cm de micropore ou esparadrapo;

n) 1 pacote de gaze.

Procedimentos

a) Orientar o cliente quanto ao procedimento.

b) Organizar o material.

c) Conectar a solução fisiológica 0,9% no equipo polifix e retirar o ar do sistema.

d) Posicionar o cliente no leito em decúbito dorsal-horizontal.

e) Oferecer ao médico máscara, avental e luvas.

f) Pedir ao cliente que vire a cabeça para o lado para realização da punção.

g) Oferecer povidine.

h) Aguardar a punção.

i) Entregar o equipo ao médico para conexão com cateter.

j) Abrir o soro.

k) Aguardar término do procedimento (fixação do cateter).

l) Fazer curativo local.

m) Levantar a cabeceira do leito.

n) Organizar o material.

o) Fazer anotações de enfermagem.

p) Anotar gastos/repor o material; colher, se solicitado pelo médico, material para exames laboratoriais.

> **Saiba mais**
>
> Swan-Ganz é um cateter venoso central, pulmonar, de fluxo dirigido de três vias, que possui um termistor posicionado a 5 cm proximal à extremidade distal do cateter, um balonete de látex localizado próximo à sua ponta, uma luz distal na ponta do cateter e outra proximal distante 30 cm da ponta.
>
> É usado nas unidades de terapia intensiva, permitindo a mensuração pela colheita do sangue venoso misto, dos valores gasométricos e oximétricos. Permite a medida do débito cardíaco pela termodiluição e também pode ser usado para a infusão de drogas.
>
> **Figura 14.5** Cateter posicionado na veia jugular interna.

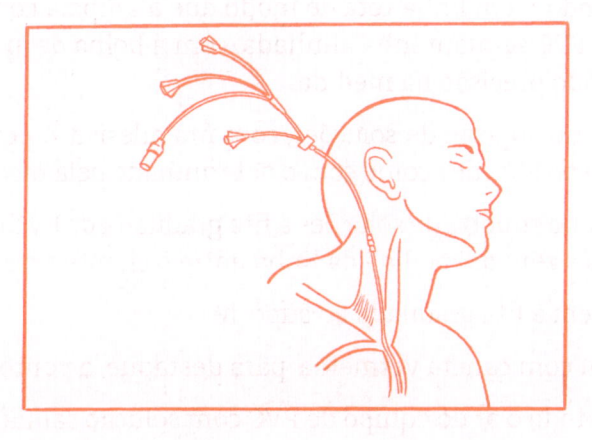

Montagem de pressão venosa central:

Materiais

a) 1 unidade de equipo de PVC com fita graduada;

b) 1 frasco de S.F. 0,9% de 500 mL;

c) 1 unidade de suporte de soluções;

d) 40 cm de fita adesiva;

e) 1 régua de medida de PVC.

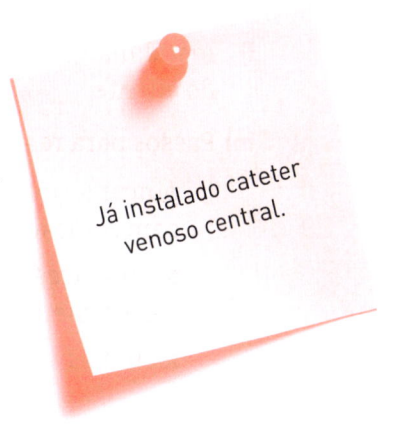

Já instalado cateter venoso central.

Procedimentos

a) Organizar o material.

b) Colocar o material à beira do leito do cliente.

c) Colocar o cliente em decúbito dorsal, reto, com cabeceira e pés do leito na mesma direção, sem nenhuma inclinação para cima ou para baixo.

d) Com uma extremidade da régua de PVC posicionada:
   - na linha do tórax anterior, apêndice xifoide; ou
   - na linha axilar média.

e) Direcioná-la ao equipo de soluções posicionado ao lado do leito, mantendo-a em linha reta de modo que a ampola com água da régua de PVC se mantenha alinhada, com a bolha de ar centralizada, indicando precisão na medida.

f) Marcar no suporte de soluções, com fita adesiva, o ponto zero para medida do PVC, de acordo com o determinado pela medida da régua.

g) Colocar no suporte de soluções a fita graduada de PVC com o zero da fita sob o zero da medida da linha entre o cliente e o suporte.

h) Fixar bem a fita graduada ao suporte.

i) Circular com caneta vermelha, para destaque, o ponto zero da fita.

j) Retirar todo o ar do equipo de PVC com solução salina estéril.

k) Fixar o equipo no suporte de soluções, de modo que a via dupla, (uma via fique para a instalação da solução salina estéril e a outra para a medida), fique posicionada para cima, e a via única (mais comprida), para baixo, para ser conectada ao cateter central.

l) Instalar a via única do equipo (a mais comprida) no cateter central do cliente.

m) Passos para realizar a medida:
   - pinçar a solução do equipo de PVC, pois ele já estará preenchido com solução salina, sendo removido todo o ar;
   - abrir o acesso de passagem de solução salina do equipo de PVC para o cliente;
   - fechar as vias de infusão de outras soluções;

- abrir a tampa da via dupla para medida e aguardar a descida da solução no equipo;
- observar em qual ponto da fita graduada há oscilação da solução;
- marcar o ponto de oscilação que determina a medida do PVC;
- fechar a via do equipo de PVC para o cliente e abrir a das outras soluções;
- preencher novamente o equipo de PVC com a solução salina estéril;
- pinçar o equipo;
- tampar a ponta do equipo usada para a realização da medida;
- anotar na ficha de controle do cliente.

Preparo de material de toracocentese:

Materiais

a) 1 bandeja de pequena cirurgia (1 pinça com dente, 1 pinça anatômica, 2 pinças Kelly curvas, 2 pinças Kelly retas, 1 par de Farabeuf, 1 cabo de bisturi para lâmina 11 ou 15, 1 cuba redonda);
b) 1 conjunto de agulhas de Colp;
c) 1 unidade de lâmina de bisturi nº 11 ou 15;
d) 1 unidade de equipo de soro macrogotas;
e) 2 frascos a vácuo;
f) 10 mL povidine alcoólico;
g) 1 pacote de gaze;
h) 1 unidade de seringa de 20 mL;
i) 1 unidade de agulha 40 × 12;
j) 1 unidade de agulha 30 × 07;
k) 1 unidade de agulha 13 × 4,5;
l) 1 frasco de xilocaína sem vasoconstritor a 2%;
m) 1 par de luvas estéril.

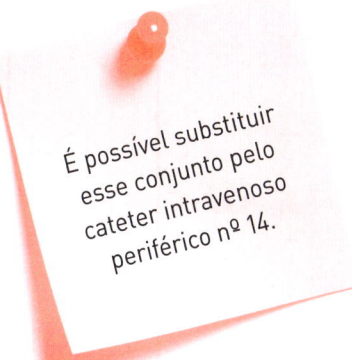

> É possível substituir esse conjunto pelo cateter intravenoso periférico nº 14.

🧿 Procedimentos

a) Orientar o cliente quanto ao procedimento.

b) Organizar o material.

c) Dispor o material sob uma superfície limpa.

d) Abrir o pacote de modo que não seja contaminado.

e) Oferecer as luvas estéreis para o médico.

f) Após a punção, o médico cirurgião conectará uma extremidade do equipo no cateter intravenoso e o auxiliar do procedimento conectará a outra extremidade ao frasco a vácuo.

g) Após retirado o cateter do local puncionado, fazer um curativo no local da punção com gaze estéril.

h) Anotar a quantidade drenada e o aspecto da drenagem.

i) Organizar o material utilizado e confirmar com o cirurgião a necessidade do envio do material drenado para exames laboratoriais complementares.

Preparo de material de drenagem torácica:

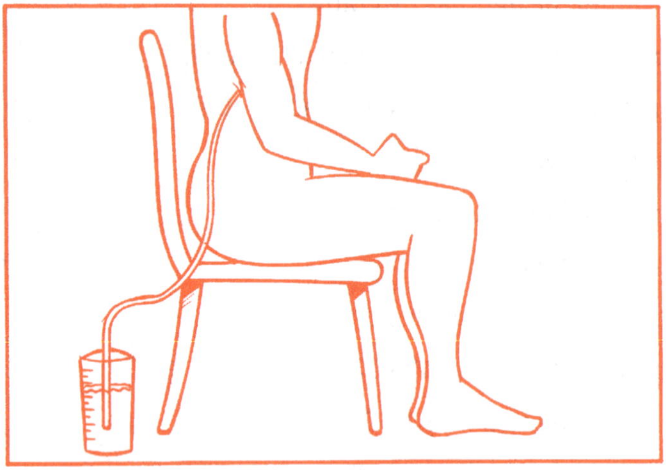

Figura 14.6 Dreno de tórax posicionado no espaço pleural.

Materiais

a) 1 bandeja de pequena cirurgia com 1 pinça de Rochestter longa;
b) 2 fios de náilon 3.0;
c) 1 kit de dreno torácico 3/8 ou 1/4, a ser escolhido pelo cirurgião;
d) 1 frasco de S.F. 0,9% de 500 mL;
e) 1 lâmina de bisturi nº 11 ou 15;
f) 1 equipo de soro macrogotas;
g) 10 mL povidine alcoólico;
h) 1 pacote de gaze;
i) 1 unidade de seringa de 20 mL;
j) 1 unidade de agulha 40 × 12;
k) 1 unidade de agulha 30 × 07;
l) 1 unidade de agulha 13 × 4,5;
m) 1 frasco de xilocaína sem vasoconstritor a 2%;
n) 1 par de luvas estéril.

Procedimentos

a) Orientar o cliente quanto ao procedimento.
b) Organizar o material.
c) Dispor o material sob uma superfície limpa.
d) Abrir a bandeja sem que haja riscos de contaminação do material.
e) Oferecer um par de luvas estéreis para o médico cirurgião.
f) Embeber a gaze estéril com PVPI para antissepsia local, sem contaminar o material disposto para o procedimento.
g) Abrir os materiais solicitados pelo médico cirurgião.
h) Antes da introdução do dreno torácico, colocar, dentro das técnicas assépticas, o selo d'água no frasco do kit de drenagem da seguinte maneira:

- abrir o frasco do kit de drenagem;
- preenchê-lo com água estéril de modo que a extremidade do dreno permaneça dentro da água;
- tampar o frasco;
- despinçar o dreno e observar a drenagem.

i) Medir a cada 2 horas a quantidade de drenagem e o aspecto.

j) Anotar a quantidade drenada e o aspecto.

k) Comunicar ao médico qualquer sinal ou sintoma apresentado pelo cliente após o procedimento, se ele não permanecer no local.

> Antes de trocar a água e o fluido drenado, pinçar o dreno.

> Nunca se deve deixar o dreno fora da água, para que não entre ar nos pulmões.

Preparo de materiais para pericardiocentese:

Materiais

a) 1 bandeja de pequena cirurgia (1 pinça com dente, 1 pinça anatômica, 2 pinças Kelly curvas, 2 pinças Kelly retas, 1 par de Farabeuf, 1 cabo de bisturi para lâmina 11 ou 15, 1 cuba redonda);

b) 1 cateter venoso periférico à escolha do cirurgião;

c) 1 lâmina de bisturi nº 11 ou 15;

d) 1 equipo de soro macrogotas;

e) 2 frascos a vácuo;

f) 10 mL povidine alcoólico;

g) 1 pacote de gaze;

h) 1 seringa de 20 mL;

i) 1 unidade de agulha 40 × 12;

j) 1 agulha 30 × 07;

k) 1 agulha 13 × 4,5;

l) 1 frasco de xilocaína sem vasoconstritor a 2%;

m) 1 par de luvas estéril.

Procedimentos

a) Orientar o cliente quanto ao procedimento.

b) Organizar o material.

c) Dispor o material sob uma superfície limpa.

d) Abrir o pacote de modo que não seja contaminado.

e) Oferecer as luvas estéreis ao médico.

f) Após a punção, o médico cirurgião conectará uma extremidade do equipo no cateter intravenoso e o auxiliar do procedimento conectará a outra extremidade ao frasco a vácuo.

g) Após a retirada do cateter do local puncionado, fazer um curativo no local da punção com gaze estéril.

h) Anotar a quantidade drenada e o aspecto da drenagem.

i) Organizar o material utilizado e confirmar com o cirurgião a necessidade do envio do material drenado para exames laboratoriais complementares.

Preparo de materiais para punção intra-arterial:

Materiais

a) 1 bandeja de pequena cirurgia;

b) 1 fio de mononáilon 4.0;

c) 1 fio de monocryl 4.0;

d) 1 cateter venoso periférico nº 18 ou 20;

e) 2 extensores de 60 cm;

f) 1 torneirinha de 3 vias;

g) 1 conjunto de domus (ligado ao sensor de pressão no monitor);

h) 10 mL povidine alcoólico;

i) 1 pacote de gaze;

j) 1 unidade de seringa de 10 mL;

k) 1 unidade de agulha 40 × 12;

l) 1 unidade de agulha 30 × 07;

m) 1 unidade de agulha 13 × 4,5;

n) 1 frasco de xilocaína sem vasoconstritor a 2%;

o) 1 par de luvas estéril;

p) 20 cm de esparadrapo.

- Solução de heparina:

    a) 0,5 mL de heparina;

    b) 250 mL de S.F. 0,9%.

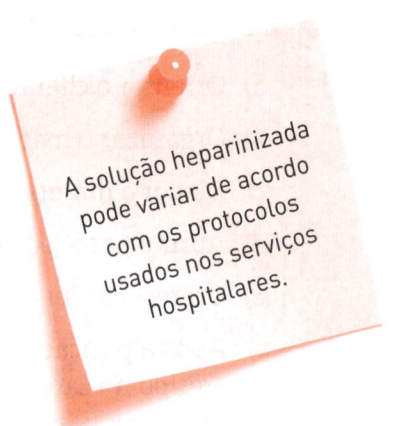

> A solução heparinizada pode variar de acordo com os protocolos usados nos serviços hospitalares.

Procedimentos

a) Orientar o cliente quanto ao procedimento.

b) Organizar o material.

c) Dispor o material sob uma superfície limpa.

d) Abrir a bandeja sem que haja riscos de contaminação do material.

e) Posicionar a mão do cliente com a palma voltada para cima e hiperestendida para baixo.

f) Oferecer um par de luvas estéreis ao médico cirurgião.

g) Embeber a gaze estéril com PVPI para antissepsia local, sem contaminar o material disposto para o procedimento.

h) Oferecer o material para anestesia local.

i) Abrir e oferecer os materiais solicitados pelo médico cirurgião.

j) Após a punção intra-arterial com o cateter intravenoso, oferecer a primeira extensão para ser conectada ao cateter; em seguida, oferecer a torneirinha de três vias e a segunda extensão para serem conectadas ao domus que estará conectado ao monitor, estando, assim, montado o sistema para heparinização e mensuração intraarterial.

k) Fazer o curativo oclusivo no local da incisão de modo que não corra riscos de perda da punção.

l) Lavar o sistema com uma pequena quantidade de solução de heparina para que não haja riscos de obstrução e perda do sistema.

m) Observar diariamente o posicionamento do cateter e a precisão da medida da pressão no monitor.

n) Trocar diariamente o curativo local, com extremo cuidado, limpando com S.F. 0,9%.

Preparo de paracentese:

Materiais de punção

a) 1 bandeja contendo:
- 1 cuba redonda;
- 1 pinça Collin.

Materiais de campos

a) 4 campos cirúrgicos estéreis;

b) 1 campo fenestrado estéril;

c) 2 compressas 45 × 50 cm estéreis;

d) 1 avental cirúrgico estéril.

Materiais

a) 1 jelco 14 sem dispositivo;

b) 1 luva estéril;

c) 1 xilocaína 2% s/v ampola 5 mL;

d) 1 seringa de 5 mL;

e) 1 agulha 25 × 12;

f) 1 agulha 25 × 7;

g) 1 pacote de gaze;

h) 1 frasco de hemocultura;

i) solução de PVPI tópico ou alcoólico.

- Se for necessária incisão:
    a) 1 equipo simples de soro;
    b) 1 frasco coletor aberto;
    c) 3 pacotes de gaze;
    d) 1 fio catgut 3-0;
    e) 1 fio de mononylon 3-0;
    f) 1 fio de vicryl 2-0;
    g) bisturi elétrico;
    h) 1 bandeja contendo:
        - 1 cabo de bisturi nº 3;
        - 1 pinça anatômica com dente 16 cm;
        - 1 pinça anatômica sem dente 16 cm;
        - 3 pinças Kelly curva 16 cm;
        - 2 pinças Kelly reta 16 cm;
        - 1 porta agulha Mayo hegar 16 cm;
        - 1 tesoura Metzembaum reta 16 cm;
        - 1 tesoura Metzembaum curva 16 cm.

Preparo de traqueostomia:

Materiais

a) 1 bandeja contendo:
   - 1 cuba redonda;
   - 1 pinça Collin;
   - 4 pinças Backaus;
   - 4 pinças Kelly curva 16 cm;
   - 2 pinças mosquito curva 12 cm;
   - 2 pinças Allis 15 cm;
   - 1 par de afastador Farabeuf pequeno;
   - 1 par de afastador Farabeuf médio;
   - 1 cabo de bisturi nº 3;

- 2 tesouras Metzembaum curva 16 cm;
- 1 tesoura Metzembaum reta 16 cm;
- 1 pinça Adson com dente 12 cm;
- 1 pinça Adson sem dente 12 cm;
- 2 pinças anatômicas com dente 16 cm;
- 2 pinças anatômicas sem dente 16 cm;
- 1 porta-agulha Mayo Hegar 16 cm;
- 1 porta-agulha Mayo Hegar com vídia 16 cm.

Materiais de campos

a) 4 campos cirúrgicos;
b) 1 campo fenestrado;
c) 2 aventais estéreis;
d) 2 compressas 45 × 50 cm estéreis.

Materiais

a) 2 pares de luvas estéreis;
b) 3 pacotes de gaze;
c) 60 cm de cadarço para cânula de traqueostomia de metal;
d) 2 seringas de 10 mL;
e) 1 agulha 40 × 12;
f) 1 agulha 25 × 7;
g) 1 agulha 13 × 4,5;
h) 1 xilocaína 2% c/v ou s/v 20 mL;
i) 1 fio de mononylon 3-0;
j) 1 cânula de traqueostomia de metal (0-6) standand, curta ou longa;
k) 1 cânula de traqueostomia descartável com cuff (0-9);
l) bisturi elétrico;
m) solução de PVPI tópico ou alcoólico.

Materiais para intubação orotraqueal

a) O material, dependendo da técnica do cirurgião, pode ser disposto na bandeja por ele, não havendo necessidade de ser oferecido pelo profissional da enfermagem.

b) Deve-se tomar cuidado com a quantidade de heparina injetada para lavagem do sistema, utilizando o método de torneirinha, para não ser injetada solução de heparina em excesso. Injetar pequenas quantidades, várias vezes ao dia, o suficiente para correr a extensão entre a torneirinha e o cateter intravenoso.

c) Atualmente, já existem sistemas no mercado utilizados para lavagem do cateter, sem a necessidade de torneirinha de três vias. Esse sistema injeta 3 mL de solução de heparina por hora no cateter intravenoso, evitando a formação de trombos na ponta do cateter.

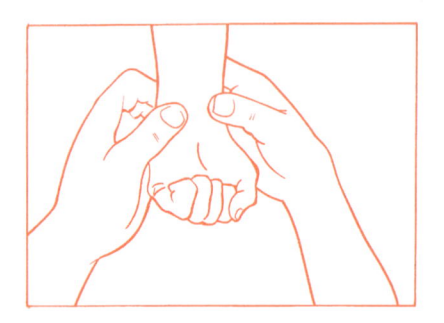

Figura 14.7 Palpação das artérias radial e ulnar.

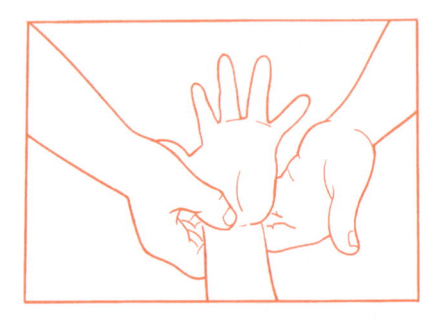

Figura 14.8 Teste de Allen.[1]

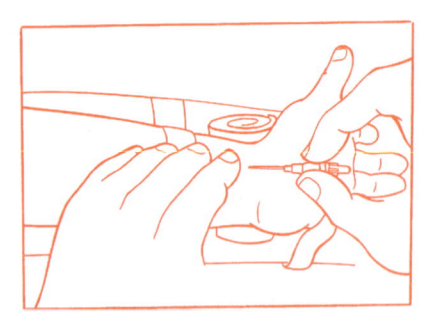

Figura 14.9 Punção da artéria radial.

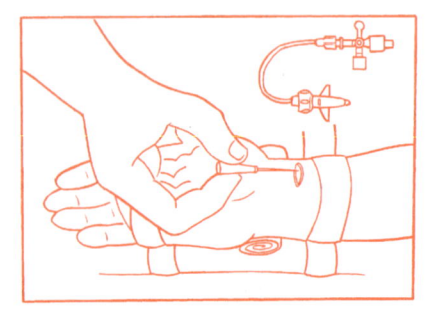

Figura 14.10 Introdução do cateter na artéria radial.

---

1 Comprimir as artérias radial e ulnar por 30 segundos. Quebrar o fluxo da artéria ulnar e observar o enchimento do leito ungueal. Se menor que 15 segundos, há garantia de perviabilidade da artéria ulnar.

CAPÍTULO 15

Técnicas de Curativos

Considerações iniciais

Neste capítulo, descreveremos as técnicas de curativos pela equipe de enfermagem responsável.

A seguir, você conhecerá os conceitos de curativos:

a) Curativos simples: realizados por meio da oclusão com gaze estéril no local da lesão, mantendo-a seca e limpa.

b) Curativos oclusivos: realizados na lesão com sua total cobertura, evitando o contato com o meio externo.

c) Curativos úmidos: usados para proteger drenos e irrigar a lesão com determinada solução tópica.

d) Curativos abertos: limpeza da lesão mantendo-a exposta ao meio externo.

e) Curativos compressivos: promovem a hemostasia local, prevenindo a hemorragia.

15.1 Tipos de curativos

15.1.1 Curativos convencionais

São aqueles realizados com o uso de compressas de gaze. Seu princípio baseia-se na limpeza mecânica diária da lesão, diminuindo a concentração de bactérias no local.

A limpeza local deve ser feita de modo delicado, evitando traumas, pois o tecido de granulação róseo é extremamente sensível.

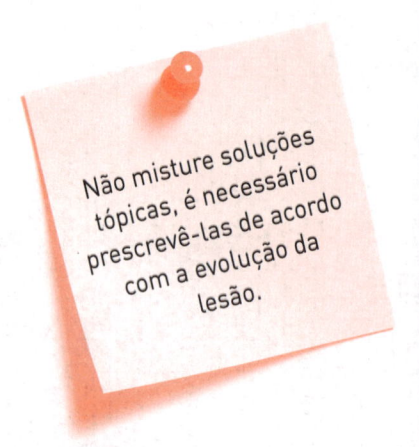

> Não misture soluções tópicas, é necessário prescrevê-las de acordo com a evolução da lesão.

Nos locais com presença de tecidos necróticos, é necessária a limpeza mais "agressiva" com o intuito de remover e desbridar a área necrótica.

Algumas recomendações são fundamentais para a realização deste método de curativos:

a) A água de torneira não deve ser a escolha nesse momento, pois não existe conhecimento sobre a limpeza das caixas-d'água.

b) Usar solução fisiológica ou água estéril e luvas estéreis para a limpeza da lesão.

c) Antissépticos locais lesam o tecido de granulação, não sendo indicados.

d) Ao retirar a gaze no momento da troca do curativo, é necessário que se lave a gaze com solução fisiológica ou água estéril para não haver agressão ao tecido de granulação ao ser retirada a gaze aderida.

e) Escolher gaze já impregnada com agentes antiaderentes.

15.1.2 Curativos com hidrogel

Curativos constituídos por polímeros hidrofílicos (preparados com gelatina, glicerina, polissacarídeos, poliacrilamidas), que retêm grande quantidade de água em sua estrutura. Desempenham duas funções:

a) retêm a secreção da lesão;

b) mantêm a lesão hidratada.

Curativos hidrossolúveis absorvem a secreção da ferida, diminuindo a viscosidade do gel, que se torna líquido e libera água na superfície da ferida. São indicados para lesões com pequena quantidade de secreção.

15.1.3 Curativos com hidrocoloides

Curativos compostos por gelatina (partículas de carboximetilcelulose suspensas em polisobutileno e pectina e cobertos com filme de poliuretano). Apresentam as seguintes funções:

a) absorver secreções;
b) impermeabilidade diante de bactérias externas;
c) manter um pH ácido no meio em contato com a lesão, diminuindo o crescimento bacteriano;
d) manter a lesão úmida.

São curativos indicados para lesões com média quantidade de secreção, lesões com tecido de granulação e lesões que podem ser ocluídas.

Antes da aplicação local desse tipo de curativo, é necessária a limpeza local da lesão com solução fisiológica 0,9%. Esse curativo pode ser mantido por 5 a 7 dias ou ser trocado antes desse prazo se houver vazamento de secreção.

Observar atentamente ao redor da lesão, pois pode macerar o local.

15.1.4 Curativos com polímeros

Os curativos de polímeros de poliuretano são feitos na forma de espumas, por isso seu alto grau de absorção de secreções. Por esse fator, coadaptam-se à superfície da lesão quando se expandem ao absorverem a secreção.

Esses curativos podem ou não vir com uma camada de filme de polímero bloqueando a entrada de bactérias no local. Apresentam as seguintes funções:

a) grande capacidade da absorção, sendo indicados para lesões com grande quantidade de secreção;
b) mantêm a umidade da lesão.

Devido à alta absorção e à umidade controlada, não macera o tecido ao redor da lesão. Indicado para lesões profundas.

15.1.5 Curativos compressivos

Esses curativos são utilizados para reduzir a pressão venosa, sendo muito indicados para úlceras venosas. Devem comprimir o tornozelo com diminuição gradual do joelho. Não são indicados para clientes idosos ou com processos inflamatórios. Podem ser utilizadas as meias elásticas comuns ou meias produzidas para esta finalidade.

Pode também ser utilizada para compressão inelástica a Bota de Unna, que são faixas inelásticas impregnadas com pasta de Unna (mistura de óxido de zinco, gelatina e glicerina). A compressão inelástica deve ser usada nos clientes com capacidade de deambulação, pois a maior pressão ocorrerá durante a deambulação, entretanto, a compressão elástica já é mais indicada para clientes sem a referida capacidade.

15.1.6 Curativos bioativos

São substâncias que interagem diretamente nas fases de cicatrização, promovendo sua aceleração. A base dessa substância é a becaplermina, um fator de crescimento derivado de plaquetas.

Seu uso é indicado nas situações em que existe deficiência de fatores de crescimento, como nos casos de úlceras neuropáticas crônicas de clientes diabéticos.

15.1.7 Curativos à base de alginatos

São feitos com substâncias derivadas de algas marinhas, que têm ação hemostática se amoldando, sob forma de gel, ao contorno da lesão. Em contato com o exsudato da lesão, favorece a manutenção de um ambiente úmido, facilitando o processo de cicatrização.

São indicados para tratar feridas com média e alta quantidade de exsudato, não sendo indicados para feridas infectadas.

15.1.8 Curativos debridantes enzimáticos

São compostos por substâncias que debridam tecidos necróticos. Elas penetram nesse tipo de tecido em grandes profundidades; por isso, quando removido o tecido necrótico, devem ser suspensos, pois não é indicado seu contato com tecido em fase de cicatrização, podendo danificá-lo. As substâncias debridantes são as colágenas e a papaína.

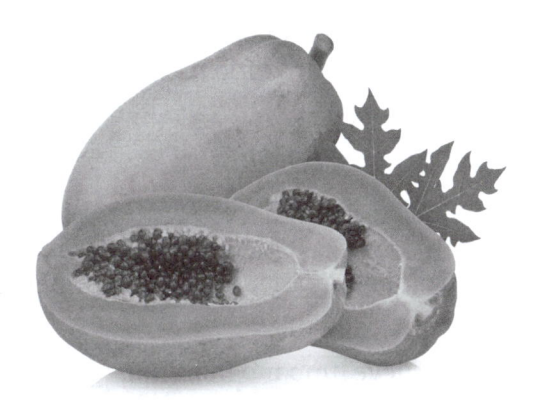

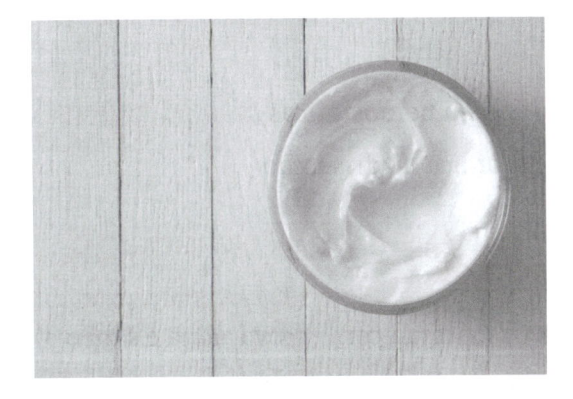

Figura 15.1 A papaína (pó, pomada ou gel) é indicada no desbridamento enzimático de feridas com tecidos necróticos secos ou viscosos bem aderidos ao leito.

Esse tipo de curativo é indicado para feridas com presença de tecido necrótico e grande quantidade de exsudato.

15.1.9 Curativos bactericidas e desodorantes

São compostos por carvão ativado impregnado com prata. Eles têm a finalidade de absorver as bactérias e o odor da lesão. Em lesões com grande quantidade de exsudato, têm o poder de removê-lo; são hipoalergênicos.

São indicados em feridas infectadas com grande quantidade de secreção com ou sem odor, gangrenas, fístulas, deiscências cirúrgicas, úlceras de decúbito, por estase venosa, úlceras arteriais diabéticas e carcinomas de pele:

a) Triglicerídio de Cadeia Média (TCM): não se trata de um tipo de curativo, mas de um óleo muito utilizado para o tratamento de úlceras de decúbito, escoriações, dermatites e diversos tipos de lesão.

Forma uma barreira protetora à pele, que impede sua maceração. Também atua como agente anti-inflamatório proliferando novos tecidos.

15.2 Preparo de pacote de curativo

O pacote de curativo deve ser preparado de modo a facilitar o trabalho do profissional que o realizará no momento do procedimento, evitando contaminações.

A seguir, veja como se deve limpar o material:

Materiais

a) 2 pinças Pean ou hemostáticas;
b) 1 pinça anatômica ou dissecção.

Procedimentos

a) Lavar bem o material com escova, água e sabão.
b) Colocar o material em solução desinfetante, padronizada pela CCIH.
c) Secar o material.
d) Encaminhar para esterilização.

15.3 Técnica convencional de curativo

Materiais

a) Pacote de curativo contendo 1 pinça Kelly, 1 pinça anatômica, gaze, 1 espátula;
b) esparadrapo e/ou micropore (conforme extensão da lesão);
c) soro fisiológico 0,9% (conforme extensão da lesão);
d) solução tópica prescrita pelo enfermeiro e/ou médico responsáveis;
e) ataduras, espátulas e outros, se necessário.

Procedimentos

a) Lavar as mãos antes da realização do procedimento.

b) Explicar ao cliente a finalidade do tratamento e como será realizado.

c) Colocar biombos, se necessário.

d) Preparar o ambiente de forma organizada.

e) Preparar o material esterilizado, colocando-o em um campo estéril.

f) Colocar o cliente em posição adequada.

g) Expor a região.

h) Proteger o cliente e a cama com forro ou impermeável, para manter o cliente e seu leito secos e confortáveis.

i) Retirar curativo anterior, se houver; se estiver aderido à pele, molhar a gaze com solução salina estéril.

j) Com a mão enluvada, estéril, não contaminada, fazer a inspeção da lesão, se achar necessário, e também se considerar necessário, colher material para cultura.

k) Desprezar a luva contaminada e colocar outro par estéril.

l) Pegar a pinça e a gaze, elevando a extremidade a ser pega por baixo do pacote com as mãos limpas, evitando contaminação do material.

m) Limpar a lesão com S.F. 0,9% da área menos contaminada para a mais contaminada.

n) Ocluir o local conforme a característica da lesão e a solução tópica prescrita.

o) Cuidar do material, desprezando o lixo contaminado descartável em um saco plástico e colocando o material permanente em solução desinfetante ou desencrostante por 30 minutos, conforme determinação da CCIH do hospital.

p) Lavar as mãos.

q) Anotar em prontuário o aspecto da lesão e as queixas do cliente durante o procedimento e a evolução da lesão.

> Não cruzar o material nem conversar sobre a lesão durante o procedimento: usar os lados limpos da gaze. Fazer movimentos circulares na limpeza da ferida.

15.4 Técnica de curativo com dreno

Materiais

a) Pacote de curativo contendo 1 pinça Kelly, 1 pinça anatômica e gaze;
b) esparadrapo e/ou micropore;
c) solução fisiológica 0,9%;
d) solução tópica prescrita;
e) 1 tesoura esterilizada;
f) 1 alfinete esterilizado.

Procedimentos

- Idem curativo simples, observando os seguintes pontos:
    a) Retirar, puxar ou cortar o dreno somente sob prescrição médica.
    b) Ao puxar e cortar o dreno, colocar sempre alfinete esterilizado.

- Anotar no prontuário:
    a) aspecto da lesão;
    b) queixas do cliente durante o procedimento;
    c) quantos centímetros de dreno foram cortados;
    d) se o dreno foi retirado ou se soltou;
    e) se o dreno soltar espontaneamente, comunicar o médico assistente;
    f) quantidade e aspecto da secreção drenada.

15.5 Úlceras de extremidades inferiores

Anteriormente foi explicado como realizar curativos convencionais, que são utilizados em casos simples com bom resultado, se realizados dentro das técnicas assépticas preconizadas.

Ao falar em curativos[12], não podemos deixar de mencionar o grande desenvolvimento da enfermagem nesta área, já existindo inclusive uma Sociedade de Enfermeiros especialistas em dermatologia. Os enfermeiros, nas diversas instituições em que atuam, já possuem autonomia e estão legalmente respaldados a prescrever tratamentos de lesões e evoluir seus clientes no decorrer de todo esse processo.

Esta é uma área que exige grande conhecimento sobre lesões de pele, bem como de todos os produtos oferecidos no mercado.

Existe atualmente uma vasta linha de curativos para serem selecionados pelos enfermeiros para o tratamento dos diversos tipos de lesão.

Antes de falar sobre os curativos oferecidos, é importante conhecermos um pouco sobre as lesões de pele, que variam de uma pressão local a um pós-operatório cirúrgico. Neste livro, serão mencionadas as úlceras de extremidades inferiores.

15.5.1 Úlcera venosa

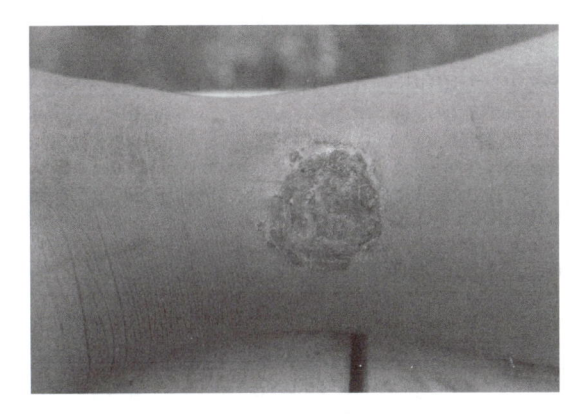

Figura 15.2 Úlcera venosa.

Ocorrência:

a) Varizes de membros inferiores e/ou trombose venosa profunda.

b) Edema em tornozelos e pés.

c) Abaulamento nos tornozelos.

---

1 Esse tema sofre alterações rápidas em função do mercado, que envolve o uso de produtos para a realização de curativos.

d) Obesidade.

e) Tipo de trabalho (em pé por diversas horas).

f) Pouca ou nenhuma mobilidade.

g) Descoloração no tornozelo.

h) Veias cheias quando as pernas estão pendentes.

i) Pulsos presentes.

j) Cicatrizes de úlceras anteriores.

Localização:

a) Ao redor do tornozelo, especificamente em região maleolar medial.

Apresentação:

a) Superficial.

b) Bordas irregulares.

c) Presença de tecido de granulação.

d) Nos casos de edema, apresenta secreção intensa.

Assistência primária:

a) Evitar infecções no local.

b) Elevar as extremidades.

c) Estimular atividades como caminhadas e exercícios.

d) Reduzir o edema por meio de compressão.

e) Orientar o cliente.

Assistência secundária:

a) Promover um ambiente ideal para a ferida, escolhendo um curativo que retenha grande quantidade de exsudato.

b) Observar atentamente as condições da pele circunjacente à lesão.

c) Desbridar os tecidos desvitalizados.

15.5.2 Úlcera arterial

Ocorrência:

a) Fatores de risco como diabetes *mellitus*, hiperlipidemia, hipertensão e tabagismo presentes.

b) Claudicação intermitente.

c) Claudicação aliviada por meio do repouso.

d) Dor em repouso.

e) Presença de dor noturna, aliviada por posição pendente dos membros inferiores.

f) Dor localizada no ponto da úlcera.

g) Pés frios.

h) Pulsos diminuídos ou ausentes.

i) Pele fina e lustrosa.

j) Perda de pelos das extremidades inferiores.

k) Unhas espessas.

l) Rubor local, quando pendente.

m) Palidez da extremidade quando elevada.

n) Gangrena.

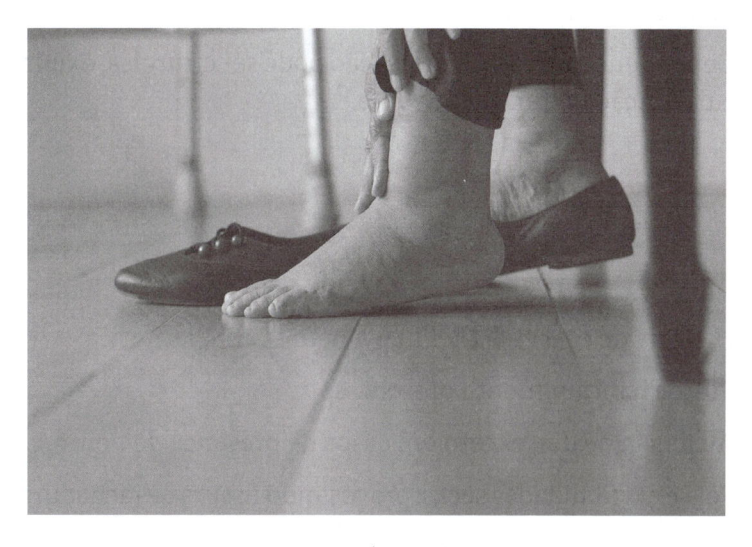

Figura 15.3 Úlcera arterial.

Localização:
a) Extremidades dos dedos dos pés.
b) Entre os dedos dos pés.
c) Região maleolar lateral e pré-tibial.

Apresentação:
a) Bordas irregulares.
b) Pode haver tecido de granulação pálido em pequena quantidade.
c) São lesões que podem não sangrar e apresentar tecido necrótico negro.

Assistência primária:
a) Evitar traumas e infecções.
b) Orientar o cliente para que tenha muito cuidado com extremidades inferiores e pés, por conta da sensibilidade local.
c) Manter as extremidades hidratadas para que a pele não resseque.

Assistência secundária:
a) Se houver a indicação de debridamento, tomar muito cuidado com essa conduta, pois a diminuição do fluxo sanguíneo local pode impedir a cicatrização.
b) Dependendo do caso, a indicação pode ser cirúrgica, exigindo revascularização ou farmacoterapia.

15.5.3 Úlcera neuropática

Ocorrência:
c) História de diabetes *mellitus* e neuropatia periférica.
d) Pulsos habitualmente presentes.
e) Ausência de dor, exceto em casos de presença de neuropatia.
f) Pele e extremidades secas, provocando fissuras e rachaduras nos pés.
g) Micoses em unhas dos pés.

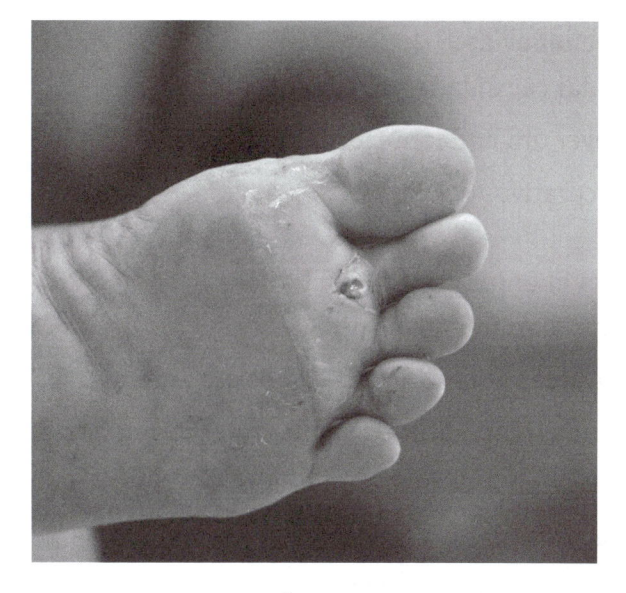

Figura 15.4 Úlcera neuropática.

Localização:
- a) Área plantar dos pés.
- b) Áreas de pressão dos pés.
- c) Região dos metatarsos.

Apresentação:
- a) Lesões profundas.
- b) Bordas uniformes.
- c) Calosidade ao redor da lesão.
- d) Lesão pálida.
- e) Pode haver presença de tecido de granulação.

Assistência primária:
- a) Controlar o diabetes.
- b) Evitar infecções.
- c) Orientações ao cliente principalmente quanto aos cuidados com os pés.
- d) Orientar quanto ao sapato mais adequado.

Assistência secundária:
- a) Desbridar calosidades ou osso necrótico.
- b) Promover um ambiente ideal para a ferida.
- c) Evitar curativos oclusivos.

Instruções para clientes com pé diabético:
- a) Verificar diariamente os pés.
- b) Lavar e secar os pés, hidratando-os até as pernas.
- c) Verificar a temperatura da água, antes de entrar no banho.
- d) Cortar as unhas de forma quadrada.
- e) Nunca andar descalço.
- f) Verificar os calçados antes de calçá-los.
- g) Não cortar calos.
- h) Não fumar.
- i) Fazer uma dieta regular de acordo com a orientação do médico e/ou nutricionista.
- j) Controlar rotineiramente a glicose.

15.5.4 Úlceras de pressão

São causadas basicamente pela imobilização. Devem ser avaliadas as condições sistêmicas do cliente, como nutrição, diabetes, incontinência, oxigenação, estresse, imunossupressão e medicações.

É preciso que o enfermeiro avalie os fatores de risco para úlceras de pressão para elaborar o plano de cuidados do cliente.

Os principais fatores de risco, além de doenças vasculares, idade avançada, imunossupressão e doenças crônicas, são:

- a) **Pressão:** a oclusão dos capilares por períodos extensos pode ocasionar isquemia e morte celular.
- b) **Nutrição:** desnutrição e desidratação favorecem o desenvolvimento de úlceras.
- c) **Hidratação:** diminui a tolerância dos tecidos à pressão.

d) Cisalhamento: camadas de tecidos deslizando entre si.

e) Atrito: fricção da pele contra a superfície.

f) Umidade: pode macerar a pele, facilitando o surgimento de lesões.

A mobilização do cliente é fundamental para a prevenção do surgimento de úlceras de pressão. Devem-se ter os seguintes cuidados de enfermagem:

a) reposicionar o cliente a cada duas horas ou com mais frequência, se necessário;

b) fazer trocas de posição simples e pequenas, como de um membro ou outro, mais frequentemente;

c) evitar contato de proeminências ósseas com locais rígidos por meio de dispositivos para apoio;

d) se o estado clínico do cliente permitir, elevar a cabeceira do leito em 30°;

e) elevar os calcanhares em casos de contenção no leito.

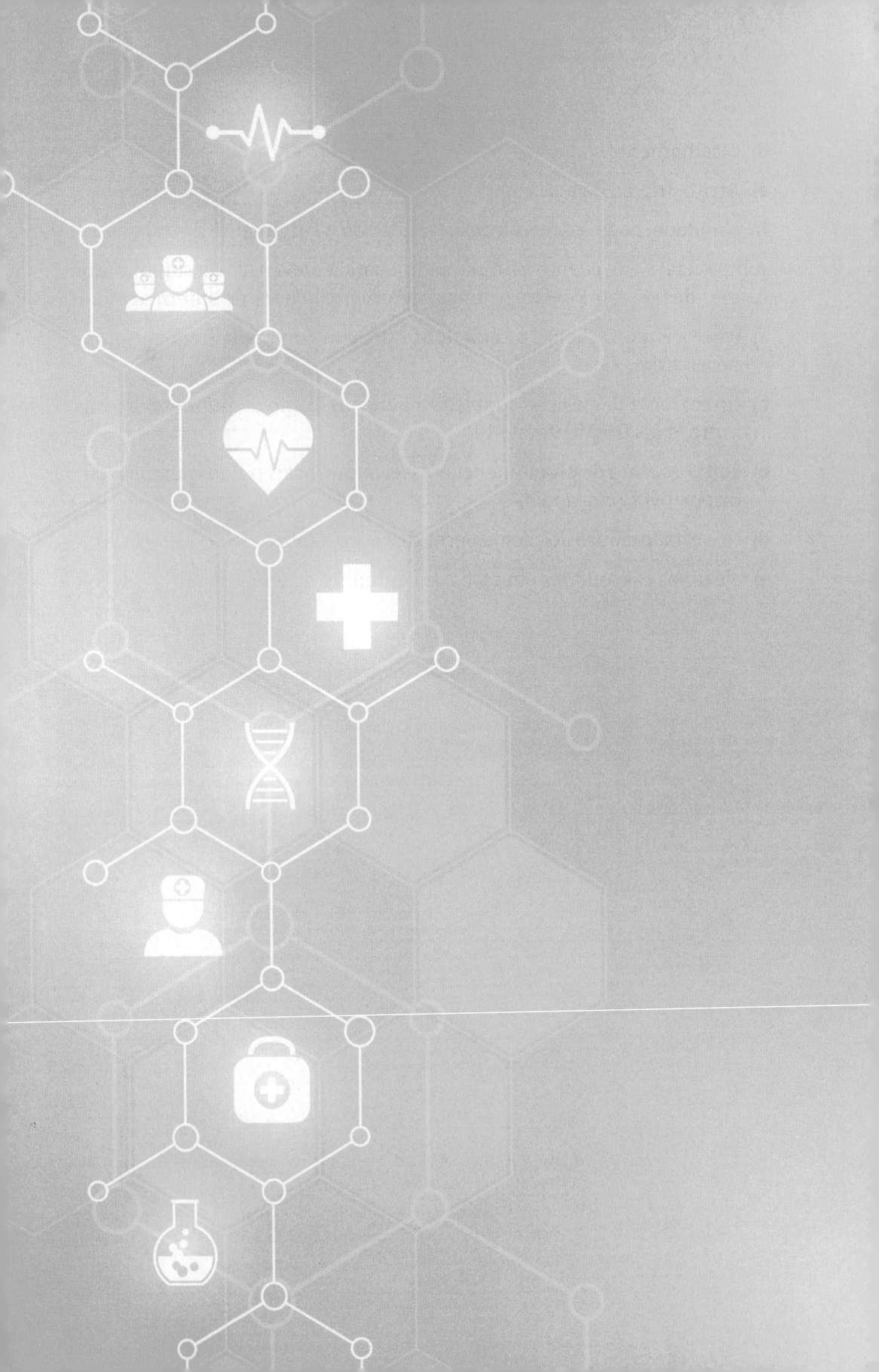

CAPÍTULO 16

Técnicas para Administração de Medicamentos

Considerações iniciais

Neste capítulo, apresentaremos o objetivo da atualização e o conhecimento da administração de drogas a fim de proteger os clientes e os profissionais de enfermagem de possíveis erros no manuseio e na administração de medicamentos.

16.1 Conceito

Pela administração dos medicamentos, mantemos ou recuperamos as atividades normais de nosso organismo. Os medicamentos, sob suas variadas formas, podem ser ingeridos, injetados ou aplicados externamente, pois há uma variação de metabolização por cada via.

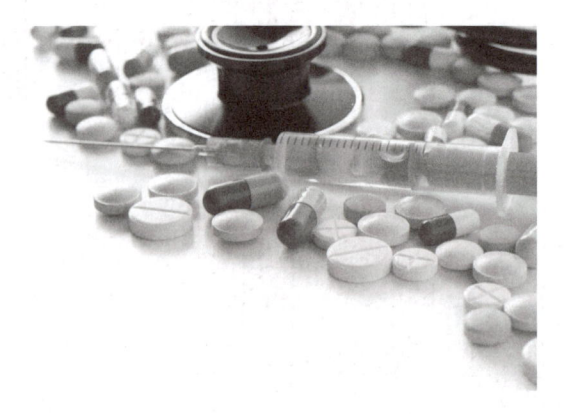

Figura 16.1 Administração de medicamentos.

a) Medicamentos: substâncias que, ao serem introduzidas no organismo, atendem a uma necessidade terapêutica, como prevenir doenças, vacinar, aliviar sintomas, reduzir a dor (analgesia) ou auxiliar nos diagnósticos, como contrastes.

b) Drogas: palavra derivada do holandês drog (que significa seco – talvez pelo fato de os primeiros medicamentos serem derivados de plantas secas). É sinônimo de medicamento.

c) Dose: quantidade de droga administrada para fins terapêuticos.

d) Soluto: é a própria droga em si.

e) Solvente: é onde a droga será reconstituída.

f) Ação sistêmica: ocorre quando um agente é absorvido pela corrente sanguínea e é distribuído no organismo.

g) Ação localizada: ocorre quando um agente é indicado para ser usado em um determinado tecido.

h) Frequência de administração: a definição quanto aos horários de administração de medicamentos será de acordo com o intervalo estabelecido em prescrição médica, dependendo da natureza do medicamento e do plano assistencial elaborado para o cliente. Deve ser analisado o melhor horário para o cliente, mas também o nível sanguíneo em que deve ser mantida a droga.

i) Sinergismo: quando as drogas são associadas e uma potencializa o efeito da outra.

j) Antagonismo: quando as drogas são associadas e uma anula ou minimiza o efeito da outra.

A prescrição médica deve ser composta pelos seguintes itens:

a) Nome completo do cliente.
b) Data e horário da realização da prescrição.
c) Nome do medicamento.
d) Dosagem e intervalo.
e) Via de administração.
f) Tempo de infusão.
g) Assinatura de quem prescreveu.

Devemos lembrar que a prescrição médica legível é uma obrigação legal do médico. A enfermagem deve ter certeza daquilo que está lendo para ser administrado e, em casos de dúvidas, deve esclarecer com quem prescreveu.

16.2 Legislação

A administração de medicamentos é uma das atribuições de enfermeiros, técnicos e auxiliares de enfermagem, que necessitam de treinamento contínuo em razão do grande número de produtos lançados no mercado, exigindo atualização permanente, sendo também primordial o conhecimento de anatomia, fisiologia, farmacologia e matemática. Além disso, o profissional deve conhecer os aspectos legais que envolvem essa prática.

16.2.1 Lei nº 8.078/1990

A Lei nº 8.078, de 11 de setembro de 1990 (BRASIL, 1990), estabelece o Código de Proteção e Defesa do Consumidor, que reza:

> [...]
> **Capítulo III**
> **Dos direitos básicos do consumidor**
> Art. 6º São direitos básicos consumidor:
> I – a proteção à vida, saúde e segurança contra os riscos provocados por práticas no fornecimento de produtos e serviços considerados perigosos ou nocivos;
> [...]
> III – a informação adequada e clara sobre os diferentes produtos e serviços, com especificação correta de quantidade, características, composição, qualidade, preço, bem como sobre os riscos que apresentem.
> [...]

Seção II

Da responsabilidade pelo fato do produto e do serviço

Art. 12. O fornecedor, o produtor, o construtor, nacional ou estrangeiro, e o importador respondem, independentemente da existência de culpa, pela reparação dos danos causados aos consumidores por defeitos decorrentes de projeto, fabricação, construção, montagem, fórmulas manipulação, apresentação ou acondicionamento de seus produtos, bem como por informações insuficientes ou inadequadas sobre função e riscos.

[...]

16.2.2 Código de ética dos profissionais de enfermagem

O código de ética dos profissionais de enfermagem estabelece direitos e deveres a partir da missão e cultura a qual se destina o trabalho profissional, devendo ser respeitado no exercício da função.

[...]

Seção I

Das relações com a pessoa, família e coletividade

[...]

Responsabilidades e deveres

Art. 13. Avaliar criteriosamente sua competência técnica, científica, ética e legal e somente aceitar encargos ou atribuições, quando capaz de desempenho seguro para si e para outrem.

Art. 14. Aprimorar os conhecimentos técnicos, científicos e culturais, em benefício da pessoa, família e coletividade e do desenvolvimento da profissão.

[...]

Proibições

[...]

Art. 30. Administrar medicamentos sem conhecer a ação da droga e sem certificar-se da possibilidade de riscos.

[...]

Art. 32. Executar prescrições de qualquer natureza, que comprometam à segurança do cliente.

[...]

Seção II

Das relações com os trabalhadores de enfermagem, saúde e outros

[...]

Responsabilidades e deveres

Art. 38. Responsabilizar-se por falta cometida em suas atividades profissionais, independente de ter sido praticada individualmente ou em equipe.

[...]

Capítulo V

Das infrações e penalidades

[...]

Art. 115. Responde pela infração quem a cometer ou concorrer para a sua prática, ou dela obtiver benefício, quando cometida por outrem.

[...]
Art. 118. As penalidades a serem impostas pelos conselhos federal e regionais de enfermagem, conforme o que determina o Art. 18 da Lei nº 5.905, de 12 de julho/1973:
I – Advertência verbal;
II – Multa;
III – Censura;
IV – Suspensão do exercício profissional;
V – Cassação do direito ao exercício profissional.
[...] (COFEN, 2012)

16.3 Cuidados no preparo do medicamento

Alguns cuidados e medidas são fundamentais para o preparo do medicamento e para sua administração segura, sendo:

a) boa iluminação no local de preparo;

b) concentração;

c) não interromper a tarefa antes de finalizá-la;

d) manter a prescrição médica sempre à frente enquanto é preparada;

e) ler e conferir o rótulo antes de retirar o medicamento do armário, antes de preparar o medicamento e antes de repor o medicamento no armário;

f) verificar a data de validade do medicamento;

g) nunca administrar o medicamento sem rótulo, tendo como parâmetro apenas a cor;

h) o medicamento deve conter etiqueta com nome do cliente, número do leito, nome do medicamento, dosagem, diluição, via de administração e nome de quem preparou.

16.4 Cuidados e vias na administração do medicamento

a) Manter-se junto ao cliente até que tome o medicamento.

b) O medicamento deve ser administrado pelo mesmo profissional que o preparou.

c) Checar o medicamento somente após ter realmente sido administrado.

d) Circular o horário em que o cliente recusar ou, por qualquer motivo, o medicamento não for administrado.

Há diversas apresentações de drogas que podem ser administradas por diferentes vias:

a) Gastroenteral (sublingual, oral, gástrica, duodenal, retal).

b) Respiratória (nasal).

c) Cutânea.

d) Intradérmica.

e) Endovenosa.

f) Intra-articular.

g) Intra-arterial.

h) Intrarraquidiana.

i) Intracardíaca.

j) Intrapericárdica.

k) Intrapleural.

l) Via parenteral (refere-se às vias que não a oral).

As técnicas de administração de medicamentos, conforme suas vias, são descritas a seguir.

16.4.1 Via sublingual

Colocar o medicamento prescrito sob a língua do cliente e pedir sua colaboração no sentido de abster-se de engolir a saliva, a fim de que a droga seja absorvida.

Materiais

a) 1 unidade de bandeja;

b) 1 unidade de copinho;

c) medicamento prescrito.

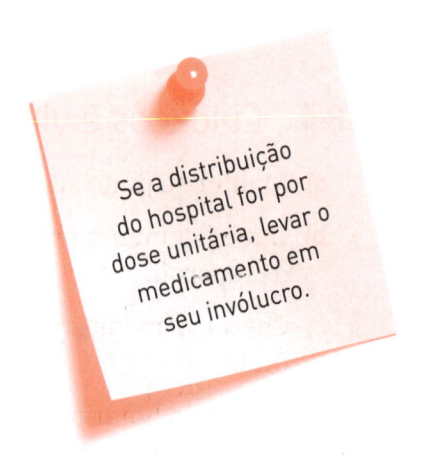

Se a distribuição do hospital for por dose unitária, levar o medicamento em seu invólucro.

Procedimentos

a) Conferir a prescrição médica e a medicação a ser administrada.
b) Identificar os copinhos com nome do cliente, nome da medicação, hora e número do leito.
c) Diluir o medicamento, se necessário.
d) Conferir novamente a medicação e prescrição médica verificando data, cliente, hora, via de administração e dose.
e) Levar bandeja de medicação junto ao cliente.
f) Perguntar o nome do cliente.
g) Oferecer o remédio.
h) Lavar a bandeja na sala de utilidades.
i) Checar na prescrição médica.

16.4.2 Via retal

Materiais

a) 1 unidade de cuba rim;
b) supositório prescrito;
c) 1 par de luvas de procedimento;
d) 1 unidade de papel higiênico.

Procedimentos

a) Orientar o cliente quanto ao procedimento.
b) Preparar o material.
c) Colocar o cliente em posição de Sims, decúbito lateral esquerdo e perna direita ligeiramente fletida.
d) Calçar as luvas.
e) Afastar a prega interglútea e introduzir o supositório na região retal.
f) Fazer pressão no ânus para que o medicamento não seja expelido.

g) Deixar o cliente confortável.

h) Cuidar do material.

i) Checar a prescrição médica.

j) Anotar o efeito do medicamento.

16.4.3 Via intramuscular

A injeção intramuscular é aplicada no tecido muscular através da pele, tendo a desvantagem de ser dolorosa pela introdução da agulha e pela absorção do medicamento. O desconforto da aplicação desse medicamento pode ser minimizado com os seguintes cuidados:

a) manter a técnica asséptica durante todo o procedimento e, se houver dúvida quanto à possível contaminação do material ou medicamento, considere-o contaminado;

b) trocar a agulha após a aspiração da solução na seringa ou se a solução for aspirada do frasco-ampola;

c) utilizar uma agulha de comprimento suficiente para atingir o músculo escolhido e de calibre adequado;

d) ao escolher o local de aplicação, observe a condição do músculo;

e) assegure a privacidade do cliente, sem o expor desnecessariamente;

f) não hesitar em aplicar a injeção;

g) injetar lentamente as soluções;

h) fazer pressão no local administrado com a extremidade dos dedos, para auxiliar na absorção da droga;

i) rodiziar o local de aplicação.

O volume ideal é de 2 a 3 mL, variando entre 2 e 5 mL.

Injeção intramuscular em região dorsoglútea

Os três músculos da região glútea são glúteo máximo, médio e mínimo. Um dos locais da região glútea que pode ser utilizado para injeção IM é o quadrante superior externo (região dorsoglútea), no qual a solução é introduzida no músculo máximo.

A área de aplicação pode ser delimitada traçando uma linha imaginária horizontal, que parta do final da prega glútea à espinha ilíaca, e uma linha vertical no meio dessa linha horizontal, de modo que o glúteo se divida em quatro quadrantes.

É contraindicada em crianças de 0 a 2 anos, adultos excessivamente magros e adultos com mais de 60 anos.

Podem ocorrer acidentes, como lesão do nervo ciático, causando paralisia do músculo dorsoflexor do pé, necrose da área glútea, formação de nódulos e infiltrados subcutâneos.

Injeção intramuscular na face lateral da coxa

Na face anterolateral da coxa, encontramos o músculo vasto lateral, o maior dos componentes do grupo quadríceps. É uma região de grande massa muscular e extensa área de aplicação por estar livre de vasos, veias e nervos.

Sua aplicação pode ser determinada superiormente, respeitando a distância de 12 cm a 15 cm abaixo do trocânter maior e, inferiormente, com a distância de 9 cm a 12 cm acima do joelho em uma faixa de 7 cm a 10 cm de largura.

Essa região é contraindicada em recém-nascidos de 0 a 28 dias, podendo ser aplicada em qualquer outra idade. O risco de lesões é mínimo.

Injeção intramuscular em região ventro-glútea (ou Hochstetter)

Esse local é muito adequado, pois possui grande espessura muscular constituída pelos músculos glúteo médio e mínimo, sendo limitada pelo osso ilíaco que a separa das estruturas profundamente situadas. Possui feixes musculares com direções que previnem o deslizamento da solução injetada em direção ao nervo ciático.

Pode ser aplicada em qualquer faixa etária e em qualquer cliente, magro ou obeso, mas o incômodo é relacionado à ansiedade do cliente quando vê a via de administração.

O profissional de enfermagem deve ser altamente treinado para essa prática.

Deve-se colocar a mão esquerda no quadril direito do cliente, localizar com a falange distal do dedo indicador a espinha ilíaca anterossuperior direita, estender o dedo médio ao longo da crista ilíaca, espalmando a mão sobre a base do grande trocânter do fêmur e formando com o indicador um triângulo.

Em seguida, deve-se localizar a punção nesse triângulo com a agulha dirigida ligeiramente para a crista ilíaca. Se a aplicação for do lado esquerdo do cliente, colocar o dedo médio na espinha ilíaca anterossuperior e depois afastar o dedo indicador para formar o triângulo.

Em crianças, deve-se colocar o espaço interdigital dos dedos médio e indicador na saliência rolante do grande trocânter. Em caso de mãos pequenas, coloque o punho no grande trocânter em lugar da mão espalmada.

Injeção intramuscular em região deltoide

Esse músculo possui formato triangular, tendo sua base inserida na clavícula e na escápula. Aplica-se a injeção respeitando a distância de 3 cm a 5 cm abaixo do acrômio ou a 3 cm a 5 cm da margem inferior do deltoide na inserção do bíceps.

É contraindicada em crianças de 0 a 10 anos, pois é um músculo muito pequeno e de espessura reduzida, contraindicada também em clientes com pequeno desenvolvimento muscular local, substâncias irritantes, volume superior a 2 mL e injeções consecutivas.

Podem ocorrer acidentes como lesão tissular do feixe vasculonervoso.

Materiais

a) 1 unidade de bandeja;

b) 1 unidade de seringa de 3 mL, 5 mL ou 10 mL;

c) 1 unidade agulha 30 × 06, 30 × 07 ou 30 × 08;

d) 2 bolas de algodão;

e) 5 mL de álcool a 70%;

f) medicamento prescrito.

Procedimentos

a) Lavar as mãos.

b) Escolher a seringa de acordo com o volume a ser injetado.

c) O comprimento e o calibre da agulha variam de acordo com o grupo etário, a espessura do tecido subcutâneo e a solubilidade da droga.

d) Preparar a medicação fazendo a assepsia da ampola e, após a aspiração do medicamento, colocar o protetor na agulha.
e) Orientar o cliente quanto ao procedimento.
f) Fazer antissepsia da pele de cima para baixo, removendo a sujidade para longe do local da punção.
g) Administrar o medicamento (ângulo de 90°).
h) Aspirar antes de injetar o medicamento, verificando se algum vaso foi atingido.
i) Injetar lentamente o líquido.
j) Fazer uma leve compressão no local após administração.
k) Checar na prescrição médica.
l) Anotar os gastos.

> Injeções volumosas e dolorosas devem ser aplicadas na região glútea (Benzetacil, Voltarem etc.). Locais de aplicação: quadrante superior externo dos glúteos, deltoide, terço médio do músculo vasto lateral, região ventro-glútea (Hochstetter).
> Não administrar medicações intramusculares em clientes que estão fazendo uso de anticoagulantes.
> Nos casos de medicamentos em pó, fazer a assepsia da ampola e e do frasco antes de diluir a água destilada no frasco contendo o pó.

Quadro 16.1 Calibre de agulha para administração de injeções IM

ESPESSURA DO TECIDO SUBCUTÂNEO	SOLUÇÕES OLEOSAS	SOLUÇÕES AQUOSAS
Adulto magro	25×8	25×6 ou 7
Adulto normal	30×8	30×6 ou 7
Adulto obeso	40×8	40×6 ou 7
Criança magra	20×8	20×6 ou 7
Criança normal	25×8	25×6 ou 7
Criança obesa	30×8	30×6 ou 7

16.4.4 Via intradérmica

É a introdução do medicamento na derme. É raramente usada para tratamento, porém incide na dessensibilização e nas vacinas.

O volume máximo para ser administrado é de 0,5 cc. A dor no momento da aplicação, como uma picada de inseto, e necrose na região podem ser alguns acidentes.

Materiais

a) 1 unidade de bandeja;
b) 1 unidade de seringa de 3 mL, 5 mL ou 10 mL;
c) 1 unidade de agulha para injeção 30 × 07;
d) 2 bolas de algodão;
e) 5 mL de álcool a 70%;
f) medicamento prescrito.

Procedimentos

a) Lavar as mãos.
b) Preparar a medicação fazendo a assepsia da ampola e, após a aspiração do medicamento, colocar o protetor na agulha.
c) Orientar o cliente quanto ao procedimento.
d) Fazer antissepsia da pele de cima para baixo, removendo a sujidade para longe do local da punção. Geralmente, essa injeção é feita sem antissepsia.
e) Posicionar a agulha em ângulo de 15° em relação à superfície da pele.
f) Introduzir a agulha com o bisel para cima para formar uma pápula.
g) As agulhas para aplicação devem ser com bisel curto e pequeno calibre.

16.4.5 Via subcutânea

É a introdução do medicamento na região subcutânea. A absorção dos medicamentos por essa via é mais lenta do que por via intramuscular.

É indicada para drogas que não necessitem de absorção imediata e, sim, quando se deseja uma absorção contínua.

Podem ocorrer lesões inflamatórias locais, por isso a importância do rodízio da aplicação, sendo um método profilático para esses casos.

Podem ser aplicadas no abdome, coxa, braço ou em qualquer outro local em que houver tecido adiposo ou subcutâneo.

Materiais

a) 1 unidade de bandeja;
b) 1 unidade de seringa de 1 mL;
c) 1 unidade de agulha 13 × 25;
d) 2 bolas de algodão;
e) 5 mL de álcool a 70%;
f) medicamento prescrito.

Procedimentos

a) Lavar as mãos.
b) Preparar a medicação fazendo a assepsia da ampola e, após a aspiração do medicamento, colocar o protetor na agulha.
c) Orientar o cliente quanto ao procedimento.
d) Fazer antissepsia da pele de cima para baixo, removendo a sujidade para longe do local da punção.
e) Posicionar a agulha em ângulo de 30° a 60° em relação à superfície da pele com agulha 20 × 07.
f) Se for usada agulha 10 × 05, deve-se fazer um ângulo de 90° em relação à superfície da pele.
g) Introduzir a agulha com o bisel para cima.
h) Não friccionar o local após aplicação.
i) Em indivíduos magros, levantar a pele, mantendo-a suspensa e introduzir a agulha paralela à pele.
j) Administrar até 1,5 mL.

16.4.6 Via endovenosa

É a introdução de um medicamento diretamente na veia do cliente por meio de uma punção na veia escolhida. É indicada quando há necessidade de uma ação rápida/imediata do medicamento, em casos de medicamentos altamente irritantes e dolorosos.

Alguns acidentes podem ocorrer na administração de medicamentos endovenosos:

a) Esclerose da veia: aplicações sucessivas no mesmo local.

b) Abscessos: administração de medicamentos fora da veia, assepsia inadequada no local da punção e material contaminado.

c) Hematomas: extravasamento de sangue da veia no espaço intersticial por transfixação da veia.

d) Flebites: longa permanência de dispositivos endovenosos ou drogas irritantes.

e) Êmbolos: deslocamento de resíduos de medicamentos mal diluídos ou coágulos de sangue podem agir como êmbolos.

f) Infiltração: passagem do líquido para o tecido subcutâneo. Ocorre por deslocamento da agulha ou pela sua penetração na parede do vaso.

g) Choque: quando se aplica determinado medicamento, pode ocorrer o estado de choque, vasodilatação geral, palidez, vertigem, agitação, cianose, ansiedade, tremores. Pode se tratar do choque pirogênico, que ocorre quando existe pirogênio no medicamento, ou seja, substância produzida por bactéria, produzindo reações como febre e alergias; e choque anafilático devido à susceptibilidade do cliente ao medicamento.

Os cuidados de enfermagem na administração de medicamentos endovenosos são:

a) O local escolhido deve ser seguro, de fácil acesso, confortável ao cliente. O segmento escolhido deve ser mais longo que a agulha.

b) Nunca puncionar uma veia em um membro do mesmo lado em que foi feita uma mastectomia, existam paresias ou paralisias ou fístulas arteriovenosas.

c) Dar preferência às veias da mão, cefálica, basílica, radial e antecubital.

d) Quando estiver previsto para que o cliente faça uma terapia intravenosa prolongada, iniciar a punção pelas veias periféricas menores, recorrendo às veias maiores e mais centrais após ter utilizado os locais periféricos.

e) O calibre da agulha deve ser escolhido considerando a finalidade da infusão, ou seja, para agentes irritantes (antibióticos), usar uma agulha de pequeno calibre em uma veia de grande calibre, para melhor diluir a solução infundida. Quando há a necessidade de infusão de grande volume rapidamente, deve-se usar uma agulha de grande calibre em grande veia.

f) Evitar "tapinhas" sobre o local a ser puncionado, pois permitem o rompimento da veia no momento da punção.

g) Compressas mornas sobre o local a ser puncionado auxiliam na punção.

Os cuidados de enfermagem no controle e na manutenção de soluções endovenosas (soros) são:

a) Observar atentamente o gotejamento do soro, pois uma infusão mais lenta do que o prescrito pode resultar em um retardo da restauração do equilíbrio hidroeletrolítico, e uma infusão mais rápida do que a prescrita pode sobrecarregar o organismo.

b) Quando houver atraso ou adiantamento no tempo de infusão, não se deve alterar o gotejamento para que chegue ao horário certo, mas apenas corrigi-lo e comunicar ao enfermeiro.

c) O gotejamento deve ser controlado de hora em hora pelo técnico, auxiliar ou enfermeiro.

d) Se o soro parar de gotejar, verificar se não há dobra no sistema tubular ou pinçamento. Observar as características do local puncionado (edema, hiperemia); se houver, retirar a agulha.

e) Se houver sinais de coagulação de sangue na agulha causando obstrução, tentar desobstruir aspirando com uma seringa contendo solução salina.

f) Se o gotejamento estiver irregular, pode ser que o bisel da agulha esteja encostando na parede do vaso; basta remover a fixação e depois fixá-la novamente.

Materiais

O mesmo material da injeção intramuscular, acrescentando:

a) 1 unidade de garrote;

b) 1 unidade de infusor múltiplo de 2 vias (exemplo: Polifix) e/ou torneirinha de três vias;

c) 1 unidade de cateter intravenoso;

d) 1 pacote de gaze;

e) 30 cm de esparadrapo ou micropore.

Procedimentos

a) Lavar as mãos.

b) Preparar a medicação fazendo a assepsia da ampola e, após aspiração do medicamento, proteger a seringa.

c) Orientar o cliente quanto ao procedimento.

d) Proteger a cama com papel toalha.

e) Garrotear o membro um pouco acima do local a ser puncionado.

f) Fazer antissepsia no local com movimento de cima para baixo, removendo a sujidade do local da punção para distante dele.

g) Fixar a veia e fazer punção.

h) Retirar garrote.

i) Injetar o medicamento observando as reações do cliente.

j) Retirar a agulha e comprimir o local.

Saiba mais

Medidas básicas e normas para cálculos

A terapêutica medicamentosa é usada em grande parte dos clientes durante o período assistencial, seja em regime ambulatorial, de internação hospitalar ou domiciliar. Para o manuseio e a administração do tratamento medicamentoso, o profissional de enfermagem precisa estar apto e treinado para esse exercício, evitando possíveis erros de administração.

Diante disto, o Conselho Regional de Enfermagem de São Paulo desenvolveu o *Manual de Boas Práticas: Cálculo Seguro. Volume II. Cálculo e Diluição de Medicamentos* (COREN-SP, 2018), preocupando-se com os graves danos que a prática incorreta e despreparada poderá gerar a vida do cliente.

Com base nessas Boas Práticas, a seguir são apresentados os cálculos mais frequentes que fazem parte do cotidiano assistencial.

a) Medidas básicas:

1 kg = 1.000 gr

1 g = 1.000 mg

1 mg = 1.000 mcg

1 L = 1.000 mL

1 mL = 1.000 mililitros

1 colher de chá = 5 mL

1 colher de sopa = 15 mL

1 mL = 20 gotas = 60 microgotas

1 gota = 3 microgotas

b) Norma: os comprimidos podem ser diluídos ou divididos e drágeas e cápsulas devem ser ingeridas inteiras.

c) Fórmulas tradicionais:

$\text{gts/min} = \dfrac{V}{T \cdot 3}$	V = volume a ser infundido T = tempo estipulado para a infusão em horas 3 = constante
$\text{mgts/min} = \dfrac{V}{T}$	V = volume a ser infundido T = tempo estipulado para a infusão em horas
$\text{gts/min} = \dfrac{V \cdot 20}{T}$	V = volume a ser infundido 20 = constante T = tempo estipulado para a infusão em minutos
$\text{mgts/min} = \dfrac{V \cdot 60}{T}$	V = volume a ser infundido 60 = constante T = tempo estipulado para a infusão em minutos

d) Soluções para diluição de medicamentos endovenosos:

- soluções de glicose a 5% (SG a 5%);
- soro fisiológico a 0,9% (NaCl a 0,9%);
- soro glicofisiológico (SGF);
- solução de Ringer (SR);
- Ringer lactato (SRL);
- água para injeção;
- agentes antimicrobianos.

e) Seringas e graduação:

- 20 mL: graduação mínima de 1 mL, com numeração a cada 5 mL.
- 10 mL: graduação mínima de 0,2 mL, com numeração a cada 1 mL.
- 5 mL: graduação mínima de 0,2 mL, com numeração a cada 1 mL.
- 3 mL: graduação mínima de 0,1 mL, com numeração a cada 1 mL.
- 1 mL: graduação mínima de 0,02 mL, com numeração a cada 0,1 mL.

Exemplos de diluição de medicamentos:

a) Cefalotina

Frasco-ampola Cefalotina Sódica (Keflin@) de 1 gr. Dilui-se, de preferência, por um volume de 5 mL de solvente (que vem junto ao medicamento), assim obteremos uma solução total de 5 mL. Qual é a quantidade de Keflin existe em cada mL?

$$100 \text{ mg} - 5 \text{ mL}$$
$$X \text{ mg} - 1 \text{ mL}$$
$$X = 200 \text{ mg}$$

b) Ampicilina

Frasco-ampola de Ampicilina de 500 mg. Dilui-se com 5 mL de solvente (que vem junto com o medicamento), assim obteremos uma solução medicamentos total de 5 mL, na qual estarão 500 mg de Ampicilina.

$$500 \text{ mg} - 5 \text{ mL}$$
$$X \text{ mg} - 1 \text{ mL}$$
$$X = 100 \text{ mg}$$

(cada mL de diluição terá 100 mg)

c) Penicilina cristalina

Antibiótico de largo espectro amplamente utilizado em unidades hospitalares, tem frasco-ampola e apresentações mais comuns com 5.000.000 UI e 10.000.000 UI.

Diferente da maioria das medicações, no solvente da penicilina cristalina, deve-se considerar o volume do soluto, que no frasco-ampola de 5.000.000 UI equivale a 2 mL e no frasco de 10.000.000 UI equivale a 4 mL. Quando se coloca 8 mL de água destilada em um frasco-ampola de 5.000.000 UI, obtém-se uma solução contendo 10 mL.

Quando se coloca 6 mL de água destilada em um frasco-ampola de 10.000.000 UI, obtém-se uma solução contendo 10 mL.

- Esquematizando:
  - Se 5.000.000 UI estão para 8 mL AD + 2 mL de cristais (10 mL), logo, 5.000.000 UI estão para 10 mL.
  - Se 10.000.000 UI estão para 6 mL AD + 4 mL de cristais (10 mL), logo 10.000.000 UI estão para 10 mL.
  - Se 10.000.000 UI estão para 16 mL AD + 4 mL de cristais (20 mL), logo 10.000.000 UI estão para 20 mL.

- Observação:
  - Lembre-se que se a quantidade de solvente (AD) não estiver expressa na prescrição ou não houver orientação do fabricante, quem determina é quem está preparando.
  - Utiliza-se 8 mL no caso de penicilina cristalina de 5.000.000 UI e 6 mL no caso de penicilina cristalina de 10.000.000 UI, para que se tenha maior facilidade na hora do cálculo.
  - Ao administrar penicilina cristalina, lembre-se que essa medicação é colocada normalmente em bureta com 50 mL ou 100 mL, conforme prescrição médica.

d) Solumedrol

Preparar 10 mg de Solumedrol EV.

Frasco-ampola de solumedrol com 125 mg (pó liofilizado).

Diluente: 2 mL.

$$\frac{125 \text{ mg}}{10 \text{ mg}} - \frac{2 \text{ mL} + 8 \text{ mL AD} = 10 \text{ mL}}{X}$$

$$X = \frac{100 \text{ mg} \cdot \text{mL}}{125 \text{ mg}}$$

$$X = 0,8 \text{ mL}$$

e) Rediluição

Diluir uma solução significa dissolvê-la, adicionar a ela solvente não alterando a massa do soluto. Rediluição, por sua vez, é diluir ainda mais o medicamento, aumentando o volume do solvente (água destilada, SF, SG ou diluente para injeção), com o objetivo de obter dosagens pequenas, ou seja, concentrações menores de soluto, porém com um volume que possa ser trabalhado (aspirado) com segurança.

Utiliza-se a rediluição quando se necessita de doses bem pequenas, como as utilizadas em: neonatologia, pediatria e algumas clínicas especializadas.

f) Cálculos com insulina

- Regular (simples ou composta): ação rápida ou média – aspecto límpida.
- NPH: ação lenta – aspecto leitoso.
- Insulina glargina (Lantus): ação contínua (uma única dose a cada 24 h) – aspecto incolor.

A insulina é sempre medida em unidades internacionais (UI) ou (U). Atualmente, existem no mercado frascos de insulina graduada em 100 UI/mL e seringas de insulina graduadas também em 100 UI/mL.

Exemplo:

Prescrição médica: 20 UI de insulina NPH rotulado 100 UI/mL e seringa de insulina graduada 100 UI/mL. Resposta: deve-se aspirar na seringa de insulina até a demarcação de 20 UI.

Nesse caso, é muito simples, pois tanto o frasco quanto a seringa tem a mesma relação unidades/mL, ou seja, isso significa que o frasco tem a apresentação 100 UI/mL e a seringa também tem essa apresentação.

Quando se tem frascos com apresentação diferente da graduação da seringa ou ainda quando não existir seringa de insulina na unidade, utiliza-se uma "fórmula". Será necessário o uso de seringas hipodérmicas de 3 mL ou 5 mL.

Utilizando o mesmo exemplo de uma prescrição de 20 UI de insulina NPH, tendo o frasco de 100 UI/mL, mas com seringas de 3 mL.

$$\text{Frasco} - \text{seringa}$$

$$\text{Prescrição} - X$$

Utilizando-se a fórmula tem-se:

$$100 - 1\,mL$$

$$20 - X$$

$$X = \frac{20 \cdot 1\,mL}{100}$$

$$X = 0,2\,mL$$

Resposta: deve-se aspirar 0,2 mL na seringa utilizada (3 mL ou 5 mL).

g) Soro

É uma solução que pode ser isotônica, hipertônica e hipotônica e tem como finalidades: hidratação, alimentação, curativos, solvente de medicações (ampolas), compressa ocular, compressas diversas e outros.

Define-se da seguinte forma:

- Solução isotônica: a concentração é igual ou próxima a do plasma sanguíneo.
- Solução hipertônica: a concentração é maior do que a do plasma sanguíneo.
- Solução hipotônica: a concentração é menor do que a do plasma sanguíneo.

Alguns tipos de soro mais utilizados:

- soro glicosado 5% e 10% (SG 5% e SG 10%);
- soro fisiológico 0,9% (SF 0,9%);
- soro glicofisiológico (SGF);
- soro Ringer com lactato ou Ringer simples.

Seus volumes podem variar de ampolas de 10 mL ou 20 mL e frascos de 100 mL, 250 mL, 500 mL e 1.000 mL.

h) Gotejamento de soluções legenda:

- Vol = volume
- t = tempo
- min = minutos
- gts = gotas
- mgts = microgotas

Ainda que na maioria dos serviços essa tarefa seja realizada por bombas de infusão, é preciso observar que em provas, concursos e em casos de falhas nos equipamentos deve-se utilizar as fórmulas tradicionais com os seguintes elementos:

- volume a ser infundido em mL (V);
- tempo que se leva para que a solução "corra", podendo ser em horas e minutos (T);
- gotas (gts);
- microgotas (mgts).

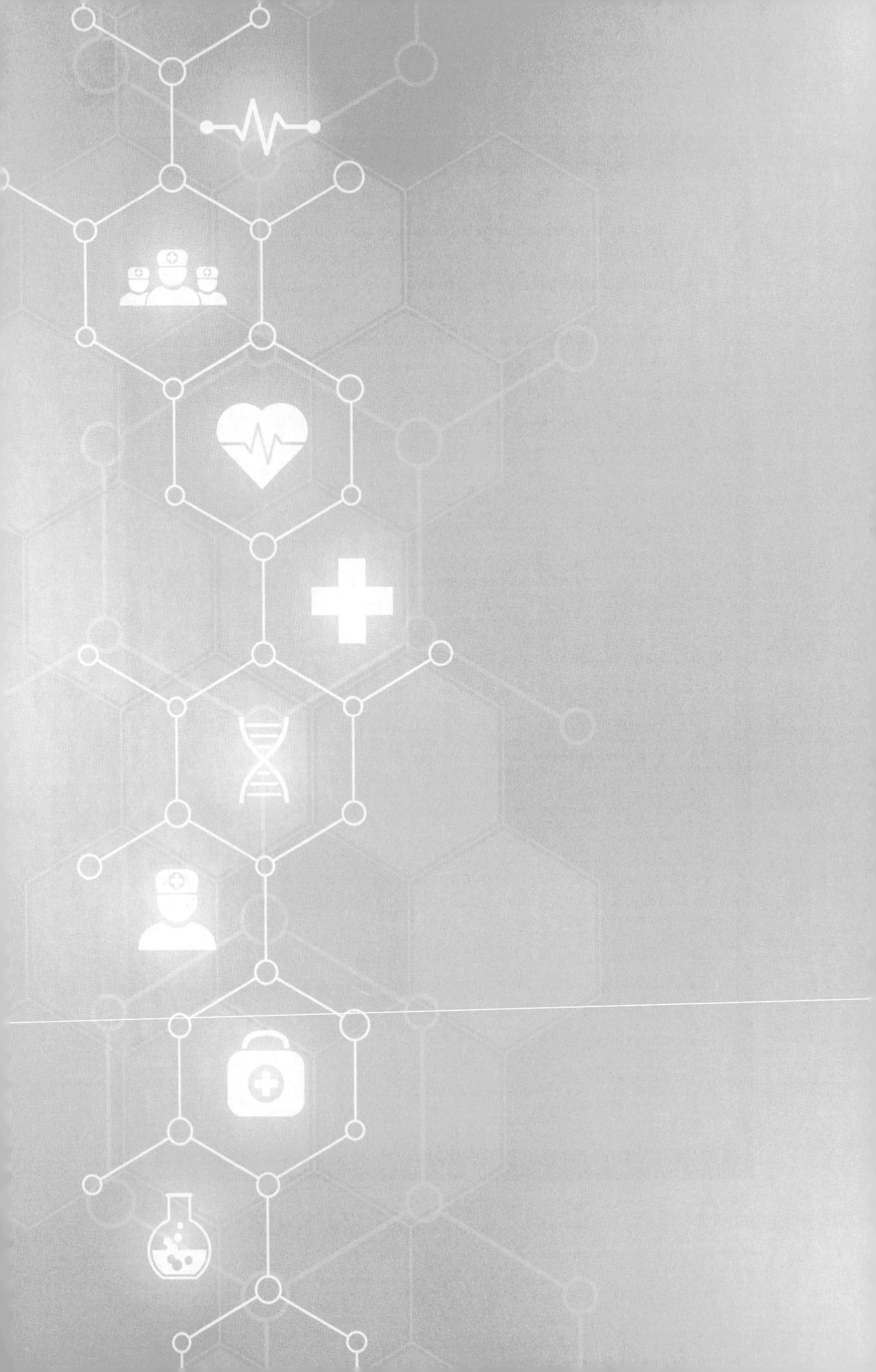

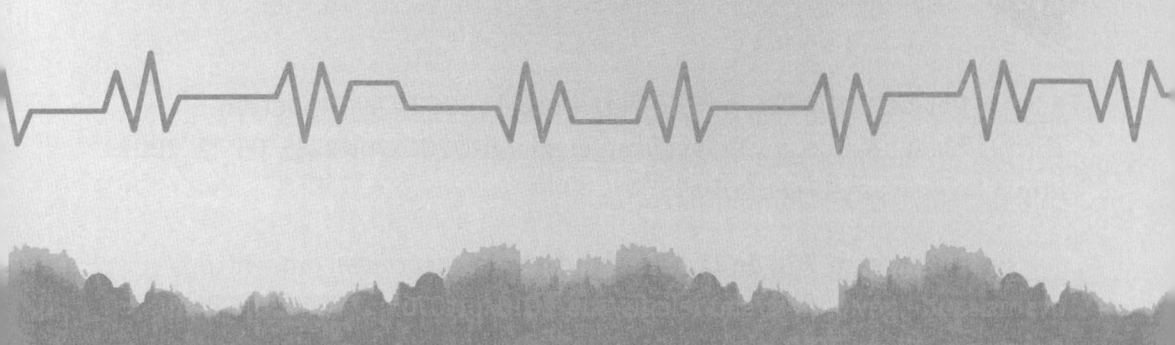

Referências Bibliográficas

BARE, G. B.; SMELTZER C. S. **Tratado de Enfermagem Médico-Cirúrgica**. 7. ed. v. 2. Rio de Janeiro: Guanabara Koogan, 1994.

BRASIL. Câmara dos Deputados. **Lei nº 8.078, de 11 de setembro de 1990**. Disponível em: <https://www2.camara.leg.br/legin/fed/lei/1990/lei-8078-11-setembro-1990-365086-publicacaooriginal-1-pl.html>. Acesso em: 28 ago. 2019.

_____. **Decreto nº 50.387, de 28 de março de 1961**. Disponível em: <http://www.planalto.gov.br/ccivil_03/decreto/1950-1969/D50387.htm>. Acesso em: 17 set. 2019.

_____. **Decreto nº 77.052, de 19 de janeiro de 1976**. Disponível em: <http://planalto.gov.br/ccivil_03/decreto/1970-1979/D77052.htm>. Acesso em: 15 set. 2019.

_____. **Lei nº 7.498, de 25 de junho de 1986**. Disponível em: <http://www.planalto.gov.br/ccivil_03/leis/L7498.htm>. Acesso em: 17 set. 2019.

BRASIL. Ministério da Saúde. **Portaria nº 1.820, de 13 de agosto de 2009**. Disponível em: <http://bvsms.saude.gov.br/bvs/saudelegis/gm/2009/prt1820_13_08_2009.html>. Acesso em: 16 set. 2019.

_____. **Portaria nº 2.225, de 5 de dezembro de 2002**. Disponível em: <http://bvsms.saude.gov.br/bvs/saudelegis/gm/2002/prt2225_05_12_2002.html>. Acesso em: 17 set. 2019.

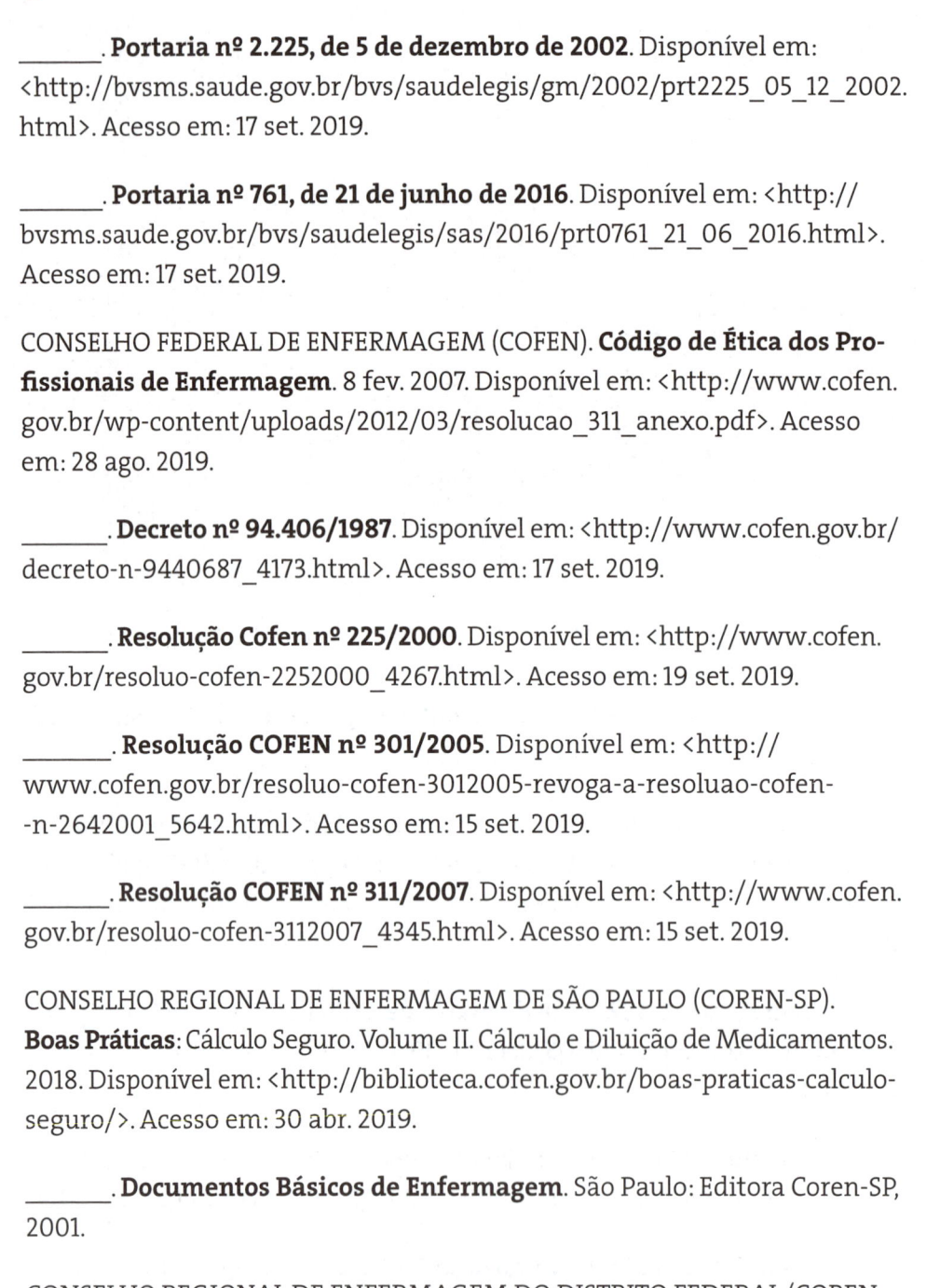

_____. **Portaria nº 761, de 21 de junho de 2016**. Disponível em: <http://bvsms.saude.gov.br/bvs/saudelegis/sas/2016/prt0761_21_06_2016.html>. Acesso em: 17 set. 2019.

CONSELHO FEDERAL DE ENFERMAGEM (COFEN). **Código de Ética dos Profissionais de Enfermagem**. 8 fev. 2007. Disponível em: <http://www.cofen.gov.br/wp-content/uploads/2012/03/resolucao_311_anexo.pdf>. Acesso em: 28 ago. 2019.

_____. **Decreto nº 94.406/1987**. Disponível em: <http://www.cofen.gov.br/decreto-n-9440687_4173.html>. Acesso em: 17 set. 2019.

_____. **Resolução Cofen nº 225/2000**. Disponível em: <http://www.cofen.gov.br/resoluo-cofen-2252000_4267.html>. Acesso em: 19 set. 2019.

_____. **Resolução COFEN nº 301/2005**. Disponível em: <http://www.cofen.gov.br/resoluo-cofen-3012005-revoga-a-resoluao-cofen-n-2642001_5642.html>. Acesso em: 15 set. 2019.

_____. **Resolução COFEN nº 311/2007**. Disponível em: <http://www.cofen.gov.br/resoluo-cofen-3112007_4345.html>. Acesso em: 15 set. 2019.

CONSELHO REGIONAL DE ENFERMAGEM DE SÃO PAULO (COREN-SP). **Boas Práticas**: Cálculo Seguro. Volume II. Cálculo e Diluição de Medicamentos. 2018. Disponível em: <http://biblioteca.cofen.gov.br/boas-praticas-calculo-seguro/>. Acesso em: 30 abr. 2019.

_____. **Documentos Básicos de Enfermagem**. São Paulo: Editora Coren-SP, 2001.

CONSELHO REGIONAL DE ENFERMAGEM DO DISTRITO FEDERAL (COREN-DF). **Decisão Coren-DF 29/2013**. Disponível em: <https://www.coren-df.gov.br/site/decisao-coren-df-0292013/>. Acesso em: 21 ago. 2019.

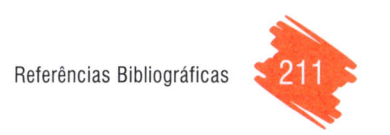

CURY, A. **Organizações & Métodos**: Uma Visão Holística: Perspectiva Comportamental & Abordagem Contingencial. 6. ed. São Paulo: Atlas, 1994.

DICIONÁRIO UNIVERSAL DE LÍNGUA PORTUGUESA. Disponível em: <http://www.priberam.pt/DLPO/default.asp>. Acesso em: 17 set. 2019.

DUGÁS, W. B. **Enfermagem Prática**. 4. ed. Rio de Janeiro: Guanabara, 1983.

FAKIH, F. T. **Manual de Diluição e Administração de Medicamentos Injetáveis**. Rio de Janeiro: Reichmann & Affonso, 2000.

GILES, T. R. **Filosofia da Educação**: Temas Básicos de Educação e Ensino. São Paulo: Pedagógica e Universitária, 1983.

GROU, K. L. **Novo Guia de Planos de Saúde**. Série Cidadania. Rio de Janeiro: Globo/IDEC, 2007.

NOVA CULTURAL. **Manual Ilustrado de Anatomia, Doenças e Tratamentos**: A Pele. 2. ed. Grandes Temas da Medicina. São Paulo: Nova Cultural, 1990.

PEREIRA, L. L.; DAL BE, N. W. L.; PIMENTEL, M. L. P. A. **Gerenciamento da Assistência de Enfermagem**. São Paulo: Senac, 1997.

PROGRAMA DE PROTEÇÃO E DEFESA DO CONSUMIDOR (PROCON-SP). **Código de Defesa do Consumidor**. Disponível em: <http://procon.sp.gov.br/pdf/GuiadeDefesaConsumidor.pdf>. Acesso em: 15 set. 2019.

SEVERINO, J. A. A. **Filosofia**. São Paulo: Cortez, 1994.

SOARES, N. R. **Administração de Medicamentos na Enfermagem**. São Paulo: Artes Médicas, 2000.

SOUZA, E. F. **Manual de Técnicas de Enfermagem**. Itajubá: Escola de Enfermagem Wenceslau Braz, 1990.

TAJRA, A. D. **Manual de Normas e Procedimentos Cirúrgicos**. Teresina: Hospital Santa Maria, 1997.

Marcas Registradas

Intracath é marca registrada da CEI.

Jelco é marca registrada da Johnson & Johnson.

Scalp é marca registrada da Abott.

Porth-a-cath é marca registrada da Set Med.

Todos os demais nomes registrados, marcas registradas ou direitos de uso citados neste livro pertencem aos respectivos proprietários.

Anexo

HOSPITAL DA PAZ

SOLICITAÇÃO DE TREINAMENTO

Treinamento solicitado:

Solicitante:

Objetivos:

Conteúdo programático:

A quem se destina:

Justificativa:

Data: Carga horária:

Local:

Instrutor(es):

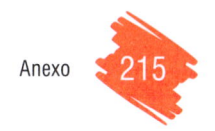

HOSPITAL DA PAZ	PROCEDIMENTO OPERACIONAL PADRÃO (POP)			Página 5 de 5
Código	Data de Emissão	Data de Vigência	Próxima Revisão	Versão nº

ÁREA EMITENTE: Departamento de Enfermagem

ASSUNTO: Normas Internas para Treinamento e Desenvolvimento Externos – Setor: Educação Continuada

Investimento total: R$

Detalhamento:

Inscrição:

Passagens:

Hospedagem:

Alimentação:

Proposto por: Data:

Análise:

Cargo:
Tempo de serviço na instituição:
Avaliação de desempenho:
Solicitação afim com área de atuação:
Relevância institucional:
Valores agregados:
Disponibilidade financeira:

Parecer Enfermagem/Administração

Responsável pela análise: _____ Data:_____

Aprovado por: _____ Data: _____

Crédito das Imagens

Abertura – Parte 1
spukkato/Getty Images

Abertura – Parte 2
Chinnapong/Getty Images

Página 24
_human/Getty Images

Página 38
ACIDmit/Getty Images
bluebearry/Getty Images

Página 45
PredragImages/Getty Images

Página 46
vladm/Getty Images
DNY59/Getty Images

Página 50
Manuel-F-O/Getty Images

Páginas 66 e 68
bestbrk/Getty Images

Página 78
gorodenkoff/Getty Images

Página 79
Spotmatik/Getty Images

Página 81
baona/Getty Images

Página 83
Pixel_away/Getty Images

Página 93
kali9/Getty Images
Wavebreakmedia/Getty Images

Página 94
LightFieldStudios/Getty Images
Kateryna Kukota/Getty Images

Página 95
sshepard/Getty Images
SinenkiyGetty Images

Página 96
santypan/Getty Images

Página 97
Anusak Rojpeetipongsakorn/Getty Images

Página 109
Zentangle/Getty Images

Página 111
Aynur_sib/Getty Images

Página 113
Lighthaunter/Getty Images

Página 116
Cineberg/Getty Images

Página 118
VectorMine /Getty Images

Página 120
BrianAJackson/Getty Images

Página 134
Jan-Otto/Getty Images
metamorworks/Getty Images

Página 136
VectorMine/Getty Images

Página 144
virojt/Getty Images

Página 146
BENCHAMAT1234/Getty Images

Página 148
pittawut/Getty Images

Página 151
TaManKunG/Getty Images

Página 154
Stephenworking/Getty Images

Página 175
Boonchuay1970/Getty Images
S847/Getty Images

Página 179
kayasit/Getty Images

Página 181
Toa55/Getty Images

Página 183
angkhan/Getty Images

Página 188
jirkaejc/Getty Images